# 乾くんの教えて！中薬学

石井尊子

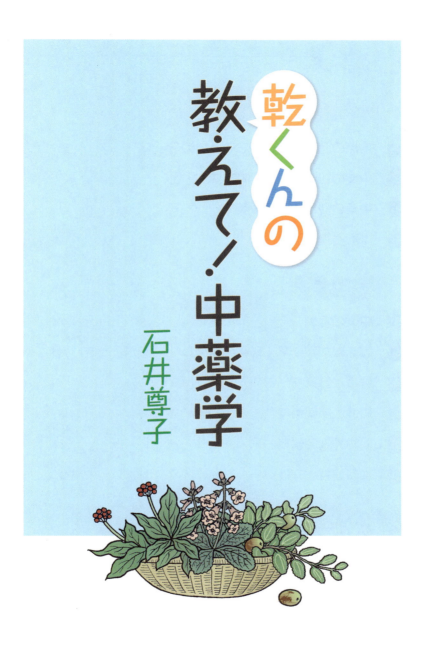

東洋学術出版社

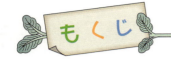

## 中薬の性能 ········· 1

1. 自然の産物がなぜ薬になったの？ ········· 3
2. 中薬の四気五味と昇降浮沈 ········· 9
3. 中薬の帰経と薬性理論 ········· 19
4. 中薬七情と配伍 ········· 29

## 炮製技術 ········· 39

5. 中薬の炮製 ········· 41
6. 調味料が薬に？　輔料のはなし ········· 51
7. 解毒と胃気 ········· 61
8. 環境と用薬治療 ········· 71
9. 穀物の炮製輔料 ········· 83
10. 加熱炮製と薬性 ········· 95

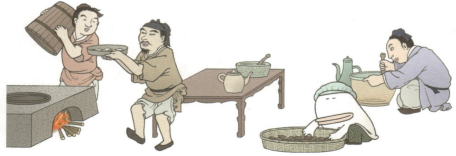

| ⑪ | 加熱炮製の輔料と効能 | 105 |
| ⑫ | 輔料で広がる加熱炮製の役割 | 115 |

## 産地と採集　125

| ⑬ | 生育地と薬性 | 127 |
| ⑭ | 生産技術の道地性 | 137 |
| ⑮ | 中薬の採集と季節 | 149 |
| ⑯ | 採集時期と取象類比 | 161 |

## 中薬の応用　175

| ⑰ | 中薬はぜんぶ毒？ | 177 |
| ⑱ | 本草の調和こそが薬 | 187 |

あとがき　196

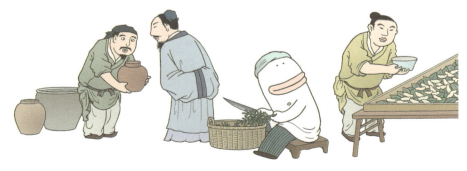

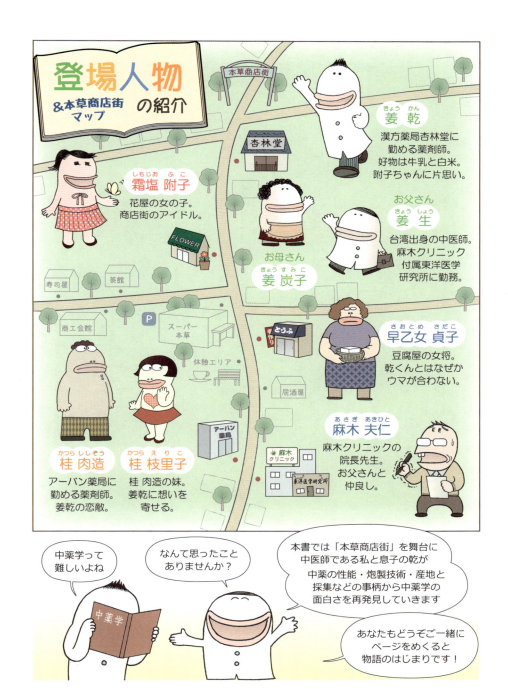

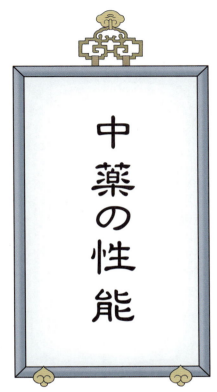

# 中薬の性能

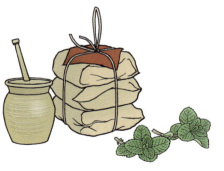

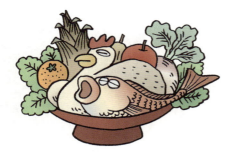

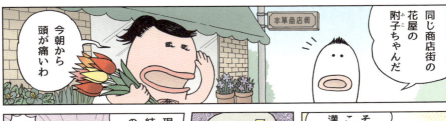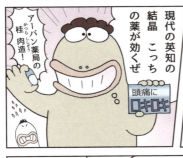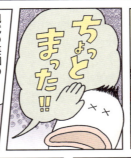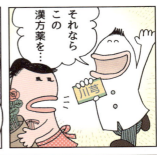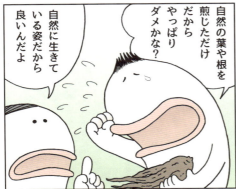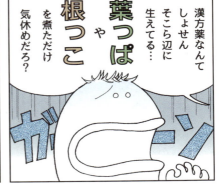

中医学では古代より，自然界の物質を薬として用いてきました。中薬の起源は原始社会に飢餓と戦いながらさまざまな物を口にし，それらの毒で体調を崩したり，あるいは不調を治した経験を積み重ねてはじまりました。科学が進んだ現在でも，動・植・鉱物の各部位を自然のままの姿で用いる中薬の概念は，数千年来変わることなく今日に受け継がれています。

中薬発展の簡単な流れだよ

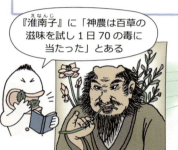

『淮南子』に「神農は百草の滋味を試し1日70の毒に当たった」とある

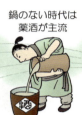

鍋のない時代は薬酒が主流

陶器が発明され湯液が登場

現在でも服用法は変わらない

　動・植・鉱物を自然のままの姿で用いることには，どのような意味があるのでしょうか？
　中国古代のかずかずの文化は天人合一観のもと，精気説・陰陽説・五行説等の哲学思想を基礎に発展し，中医学もその中で生まれました。中国古代哲学の基礎となった天人合一観では，万物は源を同じくし発展したものであると考えます。

人も精気や陰陽五行と関係がありそうだ

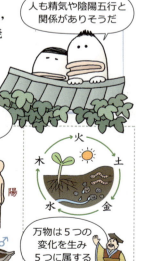

万物と人は一体であり調和する

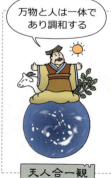

天人合一観

万物はすべて精気から生まれ

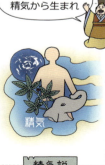

精気説

万物は陰陽の太極に分かれる

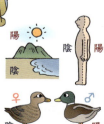

陰陽説

万物は5つの変化を生み5つに属する

五行説

では，源が同じとは，どういうことなのでしょうか？
中国古代哲学において，宇宙万物のはじまりとその成立には，精気が基になったとされています。
精気が陰陽二気である天地に分かれ，陽の剛健な気と陰の柔軟な気が互いに交わり合うことで五行の気を生み，万物が芽生え栄えていったと考えられています。
つまり，万物は精気を共通の起源物質として創り出されたのです。

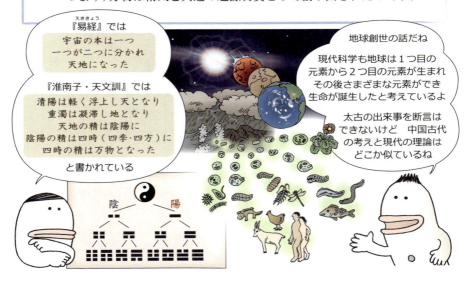

この思想において，人類・動・植・鉱物は，みな生命の源を同じくして発達した有機的整体です。
整体とは数々の部分の集合体のことですが，それぞれが相互に作用し合い，1つとして成り立っています。

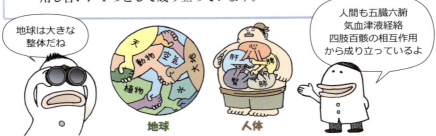

古代の人びとは，整体の形象・内在的要素・生命活動中に生み出す変化には，相互に対応する関連性があると考えました。そのため，人の体に用いれば互いに共鳴し合い，さまざまな効果を生むことができると考えたのです。

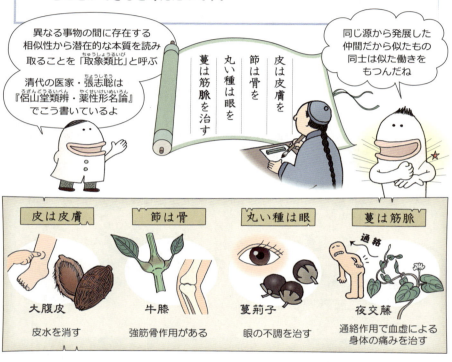

地球・人類・動・植・鉱物は，それぞれが共通の源から，長い年月を経て発展した複雑な整体なんだ。中薬の作用は同じ基礎を持つ整体同士の共鳴であり，用法は古来の素朴なものだけれど，奥深い意味が隠されているんだね。

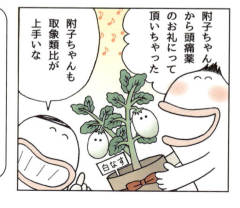

## 乾くんメモ

# 自然の産物がなぜ薬になったの？

### 万物と人間の調和　天人合一思想

　古代中国では多種多様な学問や文化が生まれましたが，その根底には常に「人と万物はどのような関係か」という探究が存在しました。そして「天人合一」「天人一性」「天人相応」などと呼ばれる，宇宙万物と人間の調和を尊ぶ独特の思想を生み出しました。

　天人合一思想を基に万物の誕生と発展の過程を探究し，万物の源である精気，陰陽二気の太極，五行による変化規律などを見出しました。これらを基にした天人合一思想や精気説・陰陽説・五行説などは，その概念が生まれてから3000年以上の時を経ているにもかかわらず，現在でも不変の概念です。

### 象思惟と中医学

　古代の賢者たちがなぜ万物誕生からその発展までを推測し，そこに存在する相互関係や相互規律までをも知ることができたのでしょうか？　それは，天人合一思想や精気説と並び，中国古代哲学の特徴である「象思惟（しょうしい）」を見出したからにほかなりません。

　象思惟とは，自然界や人体における身近な現象の観察を通し，事物の効能・動態・形象，そして互いのかかわりを探究する，素朴かつ直感的な思考を指

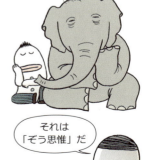

それは「ぞう思惟」だ

します。陽は天に，陰は地に代表される陰陽の象から事物の関係を観察した陰陽説，水火木金土に代表される5つの象から観察した五行説など，中国古代哲学の土台となる理論も，この象思惟から派生したものです。

象思惟は後に蔵象理論を生み，さらには病機・病証診断・治法，そして本テーマである臨床用薬など，さまざまな方面に及んで中医学基礎理論の発展を支えるものになりました。

### 地球・人間・中薬 整体の共鳴

整体とは，部分同士がある一定の関係をもって成立している，1つの組織を指す言葉です。物質は部分(元素)から成り立ちますが，それらの間には相互に影響・協調し合うことで安定性を保つ，本質的な関係性が存在します。古代中国の哲学者たちはこの関係がいかなるものかを観察し，同基源の関係性や陰陽五行の関係性などを発見し，中医学にも大きな影響を与えました。

地球は同基源(精気)から生まれた物質・生物からなり，それらが一定の統制下で変化を続けながら，1つの統一した生態を成す有機的な整体です。私たち人間や動・植・鉱物も同じ基源から生まれ，互いにかかわり合いながら安定を保っている地球の一部分であり，その関係性から外れることはできません。

そして，人間も動・植・鉱物も，さまざまな組織器官がかかわり合い，生命活動という統制を成している有機的な整体です。この整体同士の共鳴こそが中薬の効果であり，科学技術が進んだ現代においても整体性を尊び，古代と変わらぬ形で治療に活用する所以です。

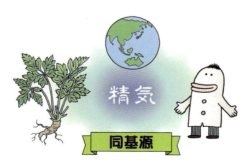

# 2 中薬の四気五味と昇降浮沈

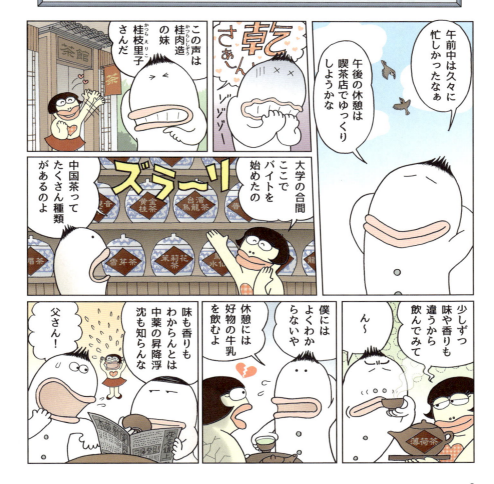

中国最古の薬学書『神農本草経』には365種,明代の『本草綱目』には1,892種,そして現代の『中華本草』には8,980種もの中薬が収載されています。なぜこれほど多くの種類を,治療に応用することができるのでしょうか?

それは古代の医家が,中薬の四気五味・昇降浮沈・帰経などの薬性理論を発見し,発展させたことにあります。

四気(性)は寒涼温熱などの性質

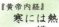

実際の臨床応用は七性
疾病の寒熱に応じて用いるね

中薬の四気

| 四性 | 寒 | 涼 | 温 | 熱 |
|---|---|---|---|---|
| 七性 | 寒 | 涼 | 微寒 | 平 | 微温 | 温 | 熱 |

『黄帝内経』
寒には熱　熱には寒

五味は辛甘酸苦鹹で作用を指す

中薬の五味

| 味 | 作用 |
|---|---|
| 辛 | 発散　行気　行血 |
| 甘 | 補益　和中　緩急 |
| 酸(渋) | 収斂　固渋 |
| 苦 | 排泄　燥湿 |
| 鹹(かん) | 軟堅　散結　瀉下 |
| 淡 | 滲湿　利尿 |

これは本で読んだよ
実際の応用には渋・淡が加わるんだよね
でも昇降浮沈って…?

芳香は辛味で行気作用がある

昇降浮沈とは,中薬に具わる趨性(すうせい)です。中薬の昇降浮沈は,疾病の病位や病理,病勢に対し治療効果を発揮する中薬の特性です。

趨性とはあるものがある方向へと移動する動きのことだよ

趨性
物質 → ある方向

中薬は体の中で動くの!?

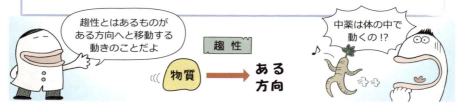

人体には気が存在し，その気は絶えず動いています。この気の動きを「気機（き）」と呼び，人体の気機は昇降出入に概括されます。
　中薬の昇降浮沈の趨性は，人体の昇降出入の気機に相応し作用します。

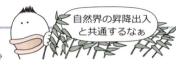

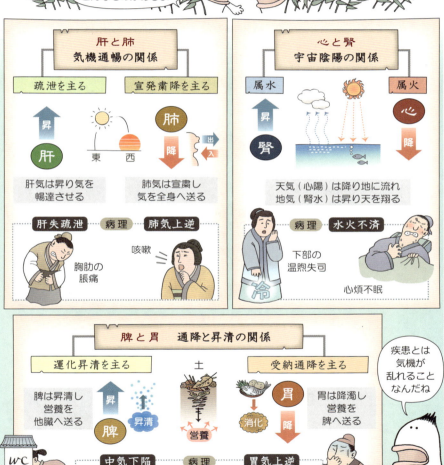

中薬に具わる趨性を，古代の医家はどう知り得たのでしょうか？
　古代中国では，万物には陰陽が具わり，1つの事物は陰陽が相対することで成立していると考えました。
　陰陽は交流し動きを生みます。中薬においては，陰を味，陽を気として捉え，気味の偏性が昇降浮沈の動きを生んでいると考えました。

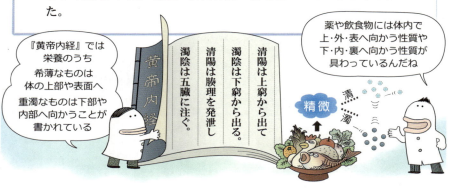

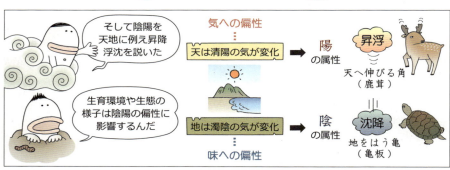

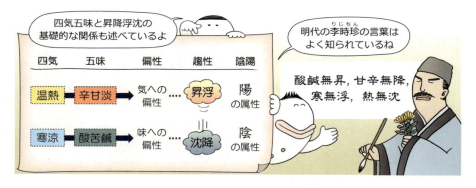

『黄帝内経』には，気や味の厚薄によって，その作用に違いがあることが書かれています。古代の医家は，中薬の気味を観察し，それらがもたらす作用や昇降浮沈を捉え，臨床に応用しました。

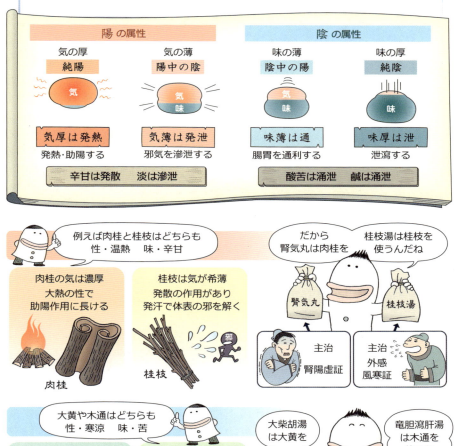

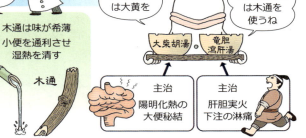

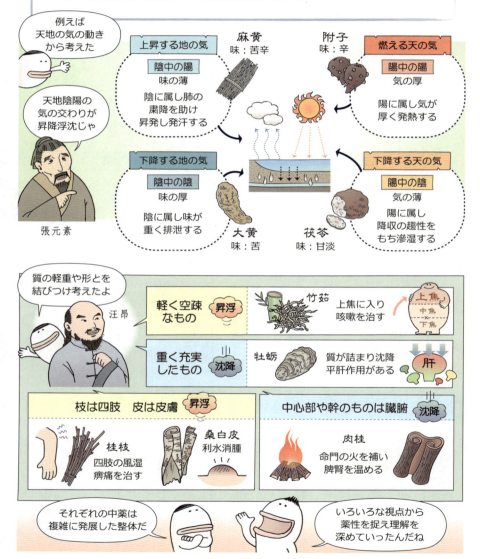

では、昇降浮沈は具体的にどんな動きを指し、臨床において、どのような応用意義があるのでしょうか？

現代の中薬学教材ではこのようにまとめられているよ

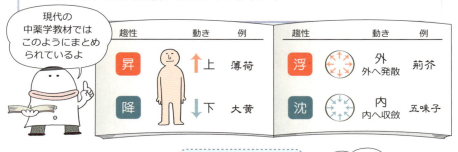

例えば病位へと赴く薬を使えば効果が届きやすい

病勢と相反する方向へ赴く薬なら気機を調整する

気機の失調に応じて中薬の昇降浮沈を活用するんだ

### 昇浮薬の応用例

| | | | |
|---|---|---|---|
| 病位が上の疾患 | 頭痛 | ↑ | 薄荷 |
| 病位が表の疾患 | 感冒 | 邪 | 荊芥 |
| 病勢が下へ向かう疾患 | 下垂 | | 升麻 |
| 病勢が内へ向かう疾患 | 陰疽 邪 | | 黄耆 |

### 沈降薬の応用例

| | | | |
|---|---|---|---|
| 病位が下の疾患 | 淋病 ↓ | | 滑石 |
| 病位が裏の疾患 | 便秘 WC | | 大黄 |
| 病勢が上へ向かう疾患 | 咳嗽 肺気 | | 杏仁 |
| 病勢が外へ向かう疾患 | 盗汗 | | 五味子 |

天地陰陽の気が昇降出入の動きを生む自然界と同じく、僕たちの体にも気機が存在する。

中薬の気味は性質・作用を表すだけでなく、昇降浮沈の趨性を意味し、気機失調の病理に対する治療として、臨床応用の価値は大きいんだね。

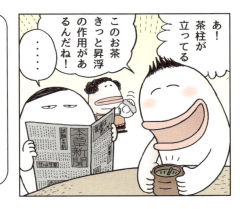

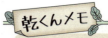

# 中薬の四気五味と昇降浮沈

### 人体と中薬の昇降浮沈

　昇降浮沈の概念は,『黄帝内経』が起源とされています。『黄帝内経』では「清陽出上竅, 濁陰出下竅（清陽は上竅に出て, 濁陰は下竅に出る）」などの言葉から, 人体の気機（気の動き）には昇降出入という規律が存在し, 正常な生理活動を維持していると説いています。反対に「清気在下, 則生飧泄；濁気在上, 則生䐜脹（清気が下に在れば飧泄※を生み, 濁気が上に在れば䐜脹※を生む）」として, 気機が乱れれば病理的状況下にあることを述べています。

　また, 体内に取り入れた飲食物や薬物については,「清陽発腠理, 濁陰走五臓；清陽実四肢, 濁陰帰六腑（清陽は腠理に発し, 濁陰は五臓に注ぐ；清陽は四肢に充実し, 濁陰は六腑に帰す）」と説き, 清陽（希薄なもの）と濁陰（重濁なもの）に別れ, 体内の昇降出入の動きに相応して作用すると述べています。昇降浮沈の薬性理論は, これらの理論を起源に誕生しました。

※ 飧泄　大便の中に未消化物が混ざること
※ 䐜脹　胸腹部の脹満

### 気味の厚薄と昇降浮沈

　一般的に四気（寒涼温熱）は中薬の性質であり, 治療において疾病の寒熱の性質に相対するものです。また五味（辛甘酸苦鹹）は中薬の作用を意味します。そして昇降浮沈とは, 薬物の趨性（ある方向へと向かう動き）を指し, 病勢や病位に応じ用います。

『黄帝内経』では、「味厚則泄，薄則通。気薄則発泄，厚則発熱（気が希薄であれば発泄し，濃厚であれば発熱する）」「気味辛甘発散為陽，酸苦涌泄為陰（辛甘は発散して陽となり，酸苦は涌泄して陰となる）」と書かれ，気味の厚薄は中薬の昇降浮沈の趨性に深くかかわっていることを説いています。

　その後，昇降浮沈の理論は後世の医家たちの貢献により大きく発展し，四気・五味・帰経・毒性などと並び，中薬の薬性を読み解くための核心的な要素となりました。

※ 発泄　発汗
※ 涌泄　涌…嘔吐　泄…腹が下ること

## 昇降浮沈の臨床応用

　昇降浮沈の理論を，臨床において最初に実践したのが張仲景です。四逆散や半夏瀉心湯など，仲景が考え出した多くの方剤において，昇降浮沈を活用した治療法を見ることができます。

　『傷寒論』に記載されている四逆散は，邪が転経し裏に入り気機を鬱遏（極度に鬱滞）することから，陽気が四肢へ届かず厥逆（冷え）が見られる陽鬱厥逆証に用いられます。気機鬱遏とは，気が抑え付けられ動けない状態を意味しますが，張仲景はこれに対し四逆散を用い，昇の趨性を持つ柴胡で肝気を条達させ，降の趨性を持つ枳実で胃気の壅滞（塞がれ滞ること）を解消し，鬱遏を解いています。昇降それぞれの中薬を配伍することで，脘腹部の気機を回復させ，気血を調暢し厥逆を緩和しています。

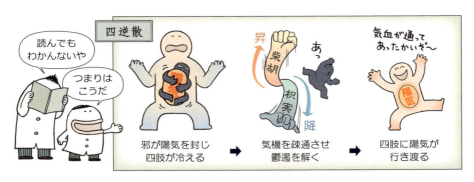

また半夏瀉心湯は，寒熱互結による心下部の痞証（みぞおちの痞え）を治療する方剤です。組成ではまず，半夏・乾姜の温性の辛味薬を用いて寒熱の邪の相搏（抗争）を解き寒を散じ，次に黄芩・黄連の寒涼性の苦降薬で，胃熱を清し本来降濁する胃の流れを回復させ，中焦気機の昇降を整え痞証を緩和しています。

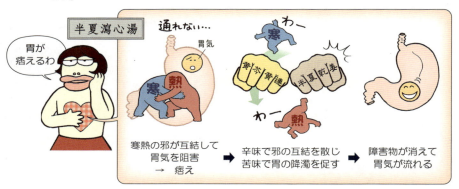

　中薬の昇降浮沈の探究は，人体の昇降出入の気機に対するより細密な追究へとつながり，中医の防治疾病の技術を進歩させる要因となりました。

# 中薬の帰経と薬性理論

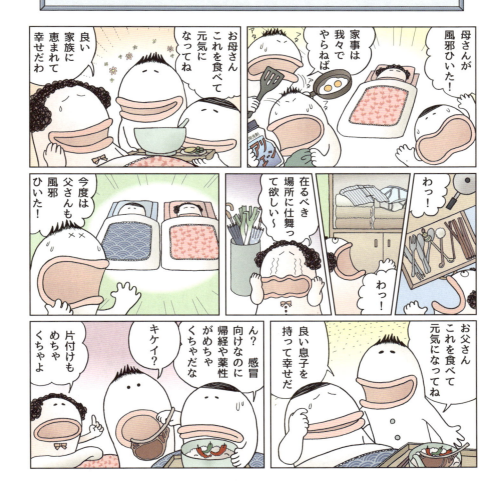

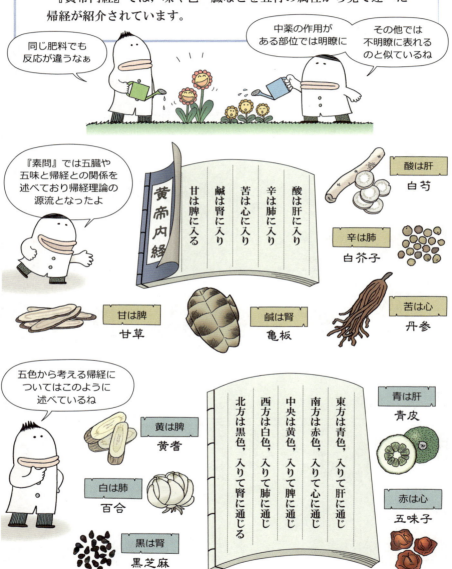

帰経は臓腑や経絡と，特に密接なかかわりを持ちます。

中医学の「臓腑」とは，五臓六腑が中心となり，関連し合う器官が連携して生理作用を遂行するシステムを指します。「経絡」とは，体の内外表裏を通わせる連絡通路です。

臓腑の生理システムは，経絡を介して連絡しています。そのため，体表で起きた病変は臓腑へ，臓腑で起きた病変は体表へと相互に影響し合うのです。

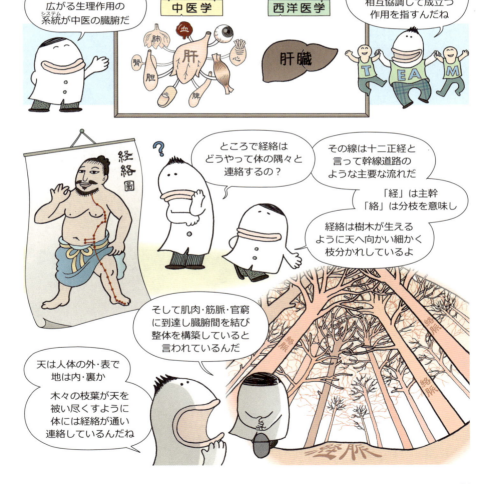

ですので，ある中薬がある特定の部位や病変に対し明確な治療効果を示すことは，その中薬が特定の臓腑へ帰経することを意味します。

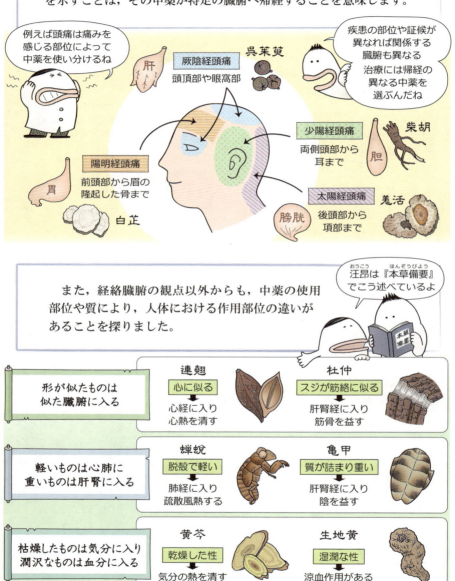

また，経絡臓腑の観点以外からも，中薬の使用部位や質により，人体における作用部位の違いがあることを探りました。

汪昂は『本草備要』でこう述べているよ

帰経は，四気（性）五味や昇降浮沈の動きと密接な関係を持ち，これらの薬性が互いに作用し合うことで，中薬の多種多様な効果を生み出しています。

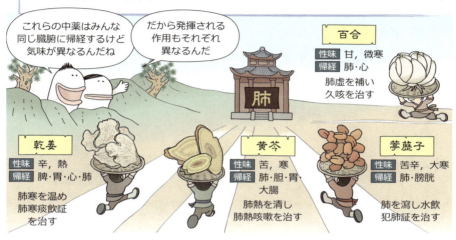

帰経は，臓腑・経絡における病変を中薬を用いて治療する際の，主たる根拠となります。言い換えると，帰経を把握することは，臨床における用薬技術を高めることに繋がります。

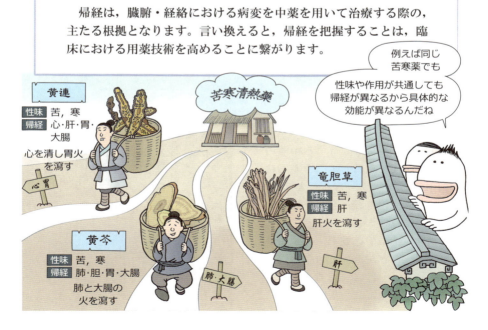

四気五味で病性を，昇降浮沈で病勢を調整し，帰経を介してこれらの作用を病位へと届けることで，中薬は効能を発揮しています。このように，帰経・四気五味・昇降浮沈の薬性を総合的に捉えることにより，初めて中薬の効能と特徴を活かした臨床応用ができるのです。

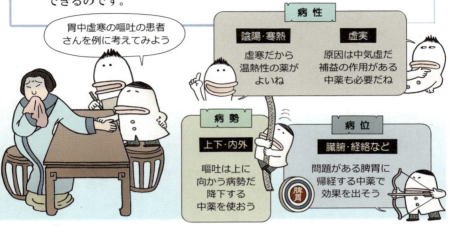

| | 性 | 味 | 帰経 | 効能 |
|---|---|---|---|---|
| 呉茱萸 | 熱 | 辛苦 | 肝脾胃 | 温胃散寒 下気降濁 |
| 人参 | 微温 | 甘微苦 | 脾肺 | 大補元気 |
| 大棗 | 温 | 甘 | 脾胃 | 補中益気 |
| 生姜 | 微温 | 辛 | 肺脾 | 温中止嘔 |

帰経は，人体に対する中薬の作用部位を意味し，薬を適切に用いるための大切な根拠となる。疾患の寒熱陰陽・趨性・臓腑経絡などの病状を把握することに加え，中薬の薬性を理解し用いることが，効果的な治療には不可欠なことなんだね。

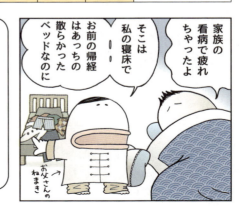

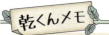

# 中薬の帰経と薬性理論

### 中薬が帰属する径　帰経

　帰経は，人体における中薬の作用部位を示すものです。ある特定の部位では中薬の治療作用が明瞭に発揮され，それ以外の臓腑経絡においては作用が極めて弱いか，ないことを表します。つまり，帰経は中薬の作用が人体のある部位に対し高度な選択性を持っていること，あるいは人体の特定の部位が，中薬に対し高度に敏感であることを意味します。

### 帰経と臓腑経絡の関係

　帰経は臓腑や経絡と，特に密接な結び付きを持つと考えられています。中医が捉える「臓腑」とは，五臓を中心とした表裏の器官が，互いの効能で結ばれたひとつの生理システムを指します。「経絡」とは，気血流通の主要道路です。五臓六腑は十二正経（じゅうにせいけい）と結びついていることから，この十二正経を柱として帰経は臓腑へ帰属しています。人体はさまざまな部位から成り立つ整体ですが，五臓同士の直接的な連絡や，表裏関係にある臓腑器官との連絡などは，すべて経絡を介して行われています。

　経絡は浮絡（ふらく）・孫絡（そんらく）などの細かい絡脈に枝分かれすることで，五臓六腑のみならず，人体の五官・九竅・筋肉を養い皮膚を潤しています。このように私たちの体は，隅々まで経絡を介し連絡しています。そのため帰経を活用し五臓六腑を調整することで，さまざまな部位の疾患を治療することができるのです。

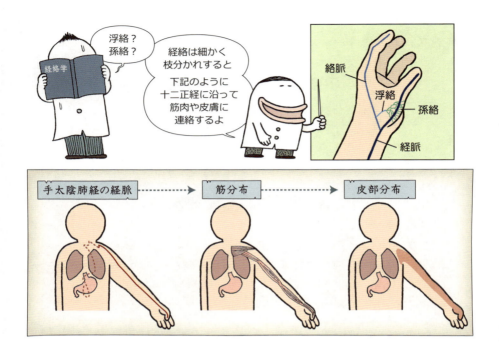

　例として，眼瞼下垂症の治療を考えてみましょう。眼瞼下垂症とは，上まぶたが拳上できなくなる症状です。中医病名は上胞下垂と呼ばれます。眼窩周辺を五臓属性に当てはめた場合，上まぶたは肉輪と呼ばれ脾に属します。上胞下垂の病因病機にはいくつかの典型的なパターンが存在しますが，眼球の動きの制限・物が二重に見える・全身の倦怠感・起床時に軽く午後になると悪化するなどの証候を主に伴う場合，中医学では中気不足により脾の運化作用が低下したものと考え，補中益気湯などの補脾益気・昇陽の方剤を用いて治療を行う場合があります。

　また，淋証や排尿痛に用いられる方剤で，導赤散があります。尿は下焦の問題ですが，その原因を，心熱が小腸へ移り小腸の泌別作用を失調させたものと考え，組成には心・小腸へ帰経し利尿通淋する木通，清熱解毒の生甘草を用いて，心熱を直接的に清しています。さらに心腎の両経へ帰経する生地黄を用いて，相克関係にある腎の陰を補うことで，

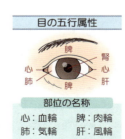

心熱を清す効果を強め症状の緩和へと導いています。

　このように，病変部位で治療効果を発揮させるために，いかなる中薬を選択するべきかという問題に対し，帰経は大切な根拠となるのです。

## 疾病治療と薬性理論

　疾病とは，概括すれば臓腑経絡器官の寒熱・陰陽・趣性の乱れです。そして中医学は，古代より疾病に対し「理法方薬」の原則に沿い，治療を施してきた医学です。「理」とは病の原理や経緯を把握すること，「法」とは治療法則，「方」は方剤，「薬」は配伍する中薬の具体的な内容です。

　言い換えれば，病の性質・病勢・病位を把握し，それに従い中薬の四気五味・昇降浮沈・帰経の薬性を以て治療を施すことが，中医の用薬治療です。そして，それを的確に実践するためには，四診合算による疾病診断のみならず，中薬の薬性も明白に把握することが不可欠なのです。

# 4 中薬七情と配伍

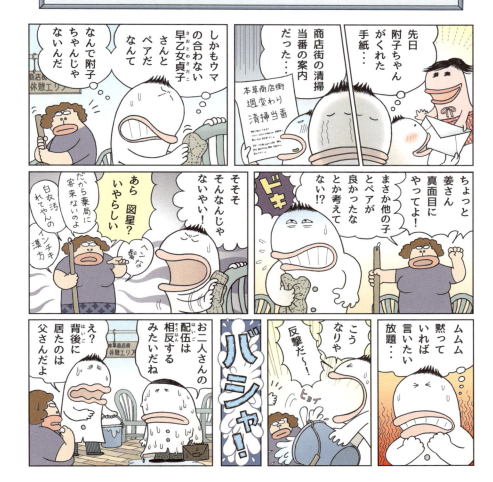

中薬を臨床で効果的かつ安全に用いるために，配合応用の一般原則というものが存在します。

　中薬の用薬方法は単一で用いる「単方」と，2味以上で用いる「複方」があります。2味以上の中薬の配合を「配伍」と呼びます。「配伍」は，広義では方剤の組成を指し，狭義では「中薬七情」における配伍規律を指します。

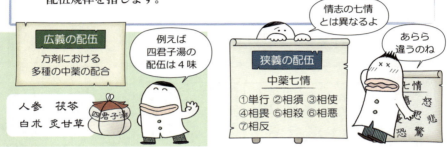

　中薬七情は，中国最古の薬学書『神農本草経』の中ではじめて文献上に登場します。当時から概要をほぼ変えることなく今に伝わり，現代ではそれぞれの配伍意義を次のようにまとめています。

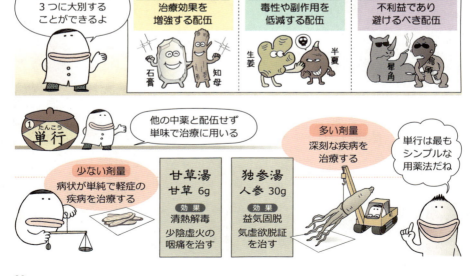

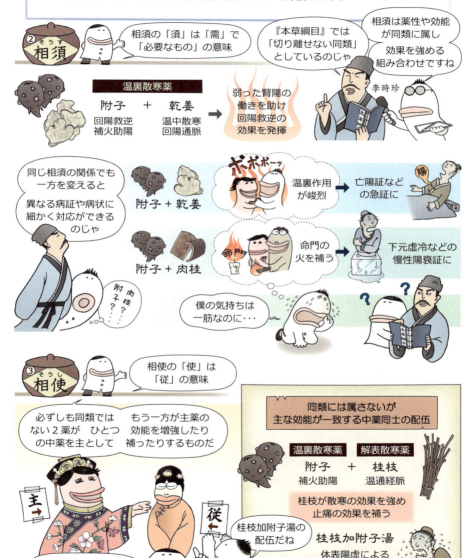

相須・相使の多くが方剤中に常用される配伍であるのに対し、相畏・相殺の多くは煎じや炮製時に解毒の目的で活用されます。また、相悪・相反は配伍禁忌として古代より原則上使用が禁止される配伍です。

一方の中薬によって、もう一方の中薬の毒性や副作用が低減される

一方の中薬の毒性や副作用を、もう一方の中薬が軽減・取り除く

やややこしいなぁ

相畏は抑制を受ける側からみたもの
相殺は抑制を与える側からみたものだよ

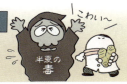

畏＝恐れるの意
半夏 畏 生姜
半夏の毒は生姜に低減される

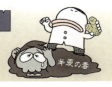

殺＝消滅の意
生姜 殺 半夏
生姜は半夏の毒を低減する

一方の中薬がもう一方の中薬の効果を低減してしまう

『本草集要』
人参は大根を恐れる

『本草新編』
人参は莱菔子を得て更に好く効く

あれれ？おかしいな

菜菔子と人参の配伍でしょ！？

正解！でもこれを見て

相悪の関係は治療目的や使用量に応じて解釈が変わるよ

古典の方薬中に相悪が見られても まずその意を正しく理解することが大切だ

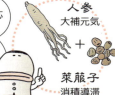
人参
大補元気
＋
菜菔子
消積導滞

人参が補う気を菜菔子が散じてしまう
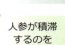
著しい気虚には 相悪

人参が積滞するのを菜菔子が防ぐ

脾虚食積には 相使

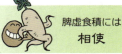
2薬を配伍することで、毒性や副作用を発生させたり増悪させるもの

十九畏と十八反は第17話で詳しく紹介してるよ

十九畏　副作用や薬効の低減を招く配伍
十八反　毒性や副作用を発生する配伍

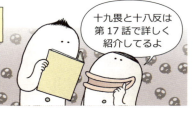
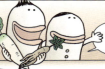

見方を変えると，相悪・相反・相畏・相殺や相須に属さない中薬の配伍は，すべて相使の配伍と捉えることができます。そのため相使の応用範囲は広く，さまざまな配伍意義が存在します。

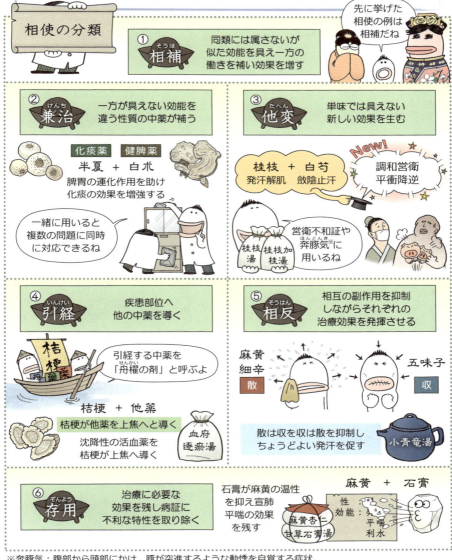

※奔豚気：腹部から頭部にかけ，豚が突進するような動悸を自覚する症状。

2味の中薬から成り，古代から伝統的に用いられている組み合わせを「薬対(やくたい)」と呼び，中薬配伍の最小単位です。複方方剤は「君臣佐使」に例えられるように，主要な中薬と副次的な中薬の関係から構成されますが，薬対が基礎となり，より高度に配伍されたものです。

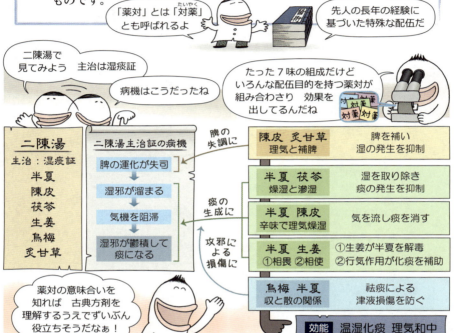

中薬七情を活かして配伍すると，中薬はさまざまな効果を発揮し，治療効果を高めたり，複雑な病状にも対応できるようになるんだ。薬対は複方配伍の基礎ともなり，名医達が残した古典方剤を理解し活用するうえで欠かせない知識なんだね。

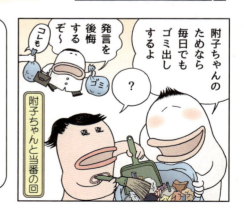

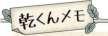

# 中薬七情と配伍

### 中薬七情の源流

　現在では中医学による用薬治療において，多くの場合は 2 味以上の中薬から構成される複方方剤を用いるのが一般的です。しかし，太古の中国では当初，単味の中薬で薬酒を作り治療に用いていました。その後，長い年月に及ぶ経験を経て，人びとは複数の中薬を用いる利点と欠点を習得し，中薬配伍の手法や理論を築き上げていきました。

　中医学の歴史上，中薬配伍に対する認識は早期に興り，春秋時代に完成した書物『黄帝内経』には，既に複数の中薬を組み合わせた用薬方法が記載されています。そして中国最古の薬学書『神農本草経』では，現在の中薬七情の概念の雛形となる考えがまとめられています。

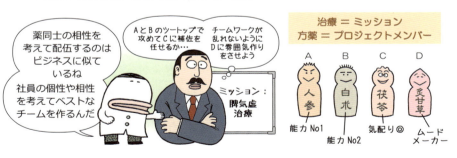

### 配伍から薬対へ　臨床の知恵

　中薬七情とは，中薬の薬性理論の延長線上に築かれた，中医学の用薬治

療を体系立てている概念の1つです。中医学では四性・五味・昇降浮沈・帰経・毒性などの薬性理論を用いて中薬を多角的に評価し、その特性を分析しています。では、これらの薬性理論は、何を目的に発展したのでしょうか？ それは、ある中薬ともう一方の中薬との違い、つまり中薬同士の間に存在する共通性や特性などを理解し、個々の中薬をより効果的に臨床に活かすために発展したと考えられています。そして、その結果たどり着いた応用法則こそが、今回のテーマである中薬七情の配伍原則なのです。

古代中国では中薬七情の関係を発見するに止まらず、長年に及ぶ豊富な臨床経験から、高い効果をもたらす特定の組み合わせである「薬対」を見つけ出しました。例として石膏と知母、桃核と紅花などがあります。まず白虎湯にみられる石膏と知母は、肺胃の実熱を除くことに長けた薬対です。傷寒病のみならず、白虎加蒼朮湯や化斑湯など、清代の温病家たちの方剤中にも多く用いられました。現代においても上消の消渇証の治療など、広く臨床に常用されています。また桃核と紅花は活血化瘀の薬対として、桃紅四物湯や血府逐瘀湯など、古代よりさまざまな方剤のなかで用いられ、現代でも常用されています。

このように薬対は複方配伍の雛形として活用され、用薬治療に欠くことのできない知識の1つです。

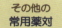
その他の常用薬対

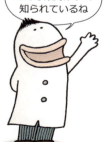
古典方剤ではこんな薬対がよく知られているね

酸甘化陰
甘味と酸味で陰を化す薬対
芍薬　甘草
方剤例：桂枝湯

辛甘化陽
辛味と甘味で陽の作用を助ける薬対
桂枝　甘草
方剤例：茯苓桂枝白朮甘草湯

辛開苦降
辛熱薬と苦寒薬で寒積と鬱熱を除く薬対
黄連　乾姜
方剤例：半夏瀉心湯

## 複雑な治療を可能にした配伍の技

　中医学が弁証論治によって目指す治療とは、人体の乱れた五行生克の循環を正しい循環へと導き、「陰平陽秘(いんぺいようひ)」と例えられる陰陽の平衡が保たれた中庸の状態へと、でき得る限り導くことにあります。

　中医用薬治療において、1剤に用いることのできる薬の種類や量は無限ではありません。身体への負担も考慮し、適切な量を用いる必要があります。このような条件下において、中医学では配伍や炮製の工夫により、主訴に対する直接的な治療から、相関する臓腑への対応、副作用の低減などまで、多方面に及ぶ効果を一つの方剤のなかで実現し、「陰平陽秘」を目指した高度な治療を可能にしています。

　後漢代の張仲景は『金匱玉函経(きんきぎょくかんけい)』において、「中薬の相性を把握したうえで方剤を配伍することで、はじめて君臣が事を治め、佐使が補佐することができる」と述べています。反対にそうでない場合は、中薬同士の強弱や優劣が乱れ疾患の治療にも至ることができず、「人体を逆乱させ、剣の如く負担を与える」と説き、中薬七情に基づいた配伍の重要性を説いています。

　弁証論治の重要性を世に広め「医聖」と称される人物も、用薬配伍に対し重要な意義を見出していたことがわかります。

# 炮製技術

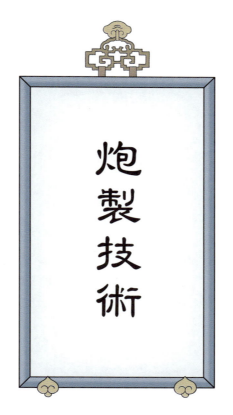
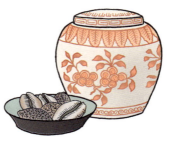

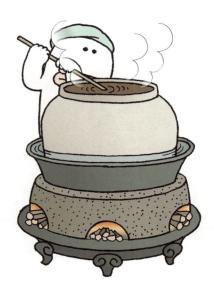

# 5 中薬の炮製

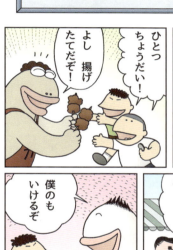
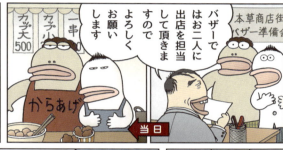
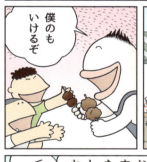
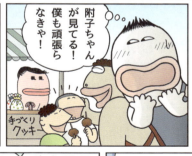
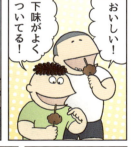
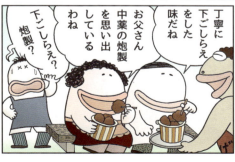
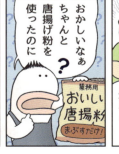
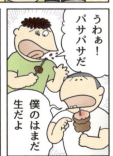

「医食同源」の言葉のとおり，中薬は食と共に発展を遂げてきました。原始時代，人びとは飢餓のため口に入るものは何でも食べ，毒に当たる経験を繰り返し，有毒な食べものが存在することを学びました。そして火を通すことで，不良反応が低減できることを発見しました。

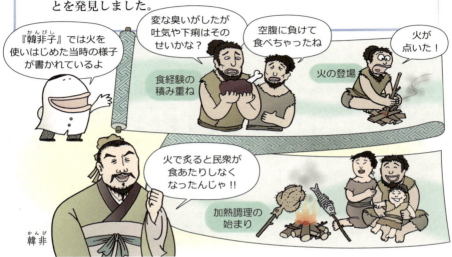

やがて熱を加える手法の他にも，不純物を取り除く手法や，保存状態を向上させる手法など，より安全で高い治療効果のために，さまざまな技術が考え出されました。

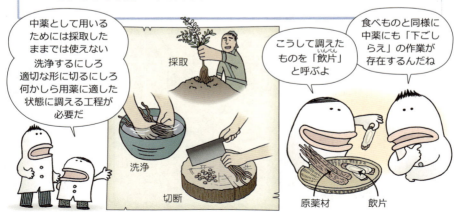

元来，中薬の加工処理は「炮炙(ほうしゃく)」と呼ばれていました。しかし技術が進み，火を使う加工のみにとどまらずさまざまな手法を用いるようになると，技術を意味する「製」の字を用いて「炮製(ほうせい)」と呼ぶようになりました。

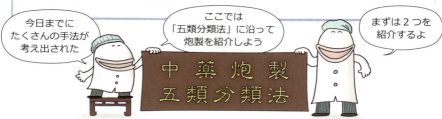

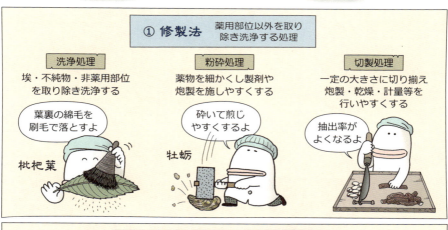

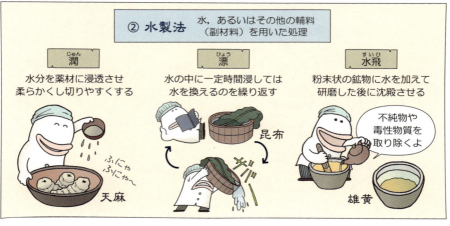

炮製は，南北朝時代に専門書『雷公炮炙論』が書かれるほど盛んになり，清代では『本草綱目拾遺』の中で，232種類もの中薬に対して炮製方法が紹介されるまでに発展します。

残りの3つだよ

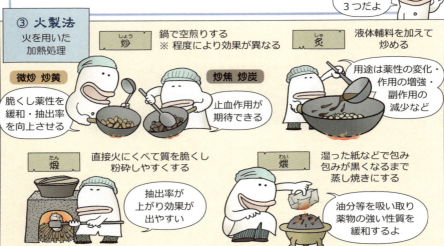

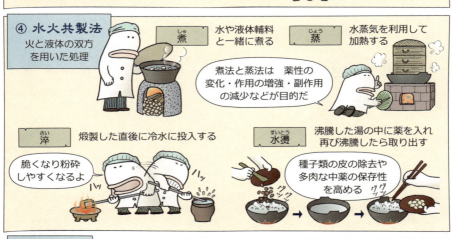

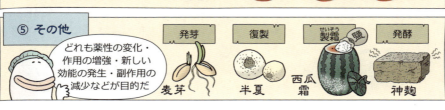

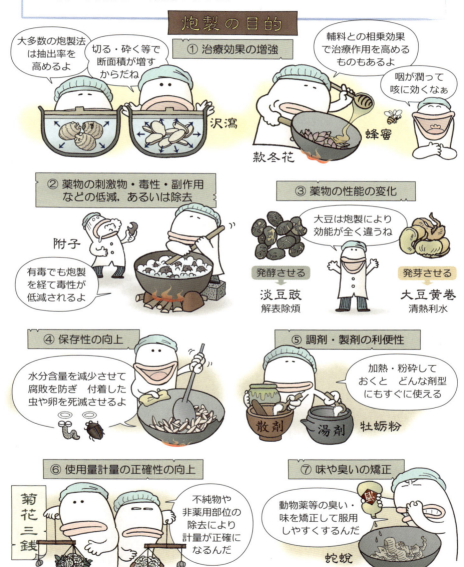

中薬は天然物であるため，その味や質は均一ではありません。一方，中薬に求める治療効果は，患者の状況によりさまざまです。炮製はこれらの問題に対し，作用を調節することで中薬の融通性を高め臨床に適応させる，用薬治療の実践には必要不可欠な技術です。

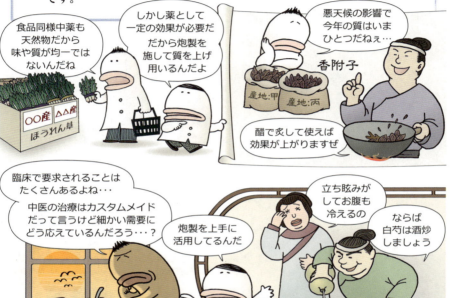

炮製技術は悠久の昔から用いられ発展し続け，現代においても用薬効果を支える習慣だ。
自然界の貴重な「収穫物」を「薬物」へと変え，臨床における多種多様な要求に適応させるためにも，欠かせない技術なんだね。

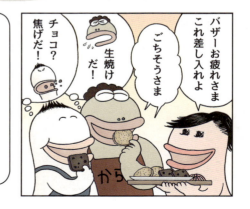

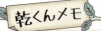

# 中薬の炮製

### 医食同源　炮製の始まり

　太古の中国では，人びとは飢餓のため食べものを選択する余地もなく，口にできるものは何でも食べていました。人びとは群れを成し集団で食料を分け合い暮らしていましたが，食による嘔吐や下痢，昏迷といった経験を繰り返すうちに，ある食べものは体に悪影響を及ぼすことを学び取りました。そして火を用いて食べものを加工する術を覚えると，たちまち生で食すことによる不利益な反応を低減することができるようになりました。医食同源の言葉のとおり，中薬の炮製の歴史は，このように火を用いた食べものの加工法の誕生とともにはじまりました。

　前漢時代に著された『礼記』礼運では，「炮とは，燔である」と書かれています。「燔」とは炙ることですから，つまり「炮」は「炙」を意味します。この他にも『礼記』では，「炮とは，肉に付いた毛を炙ることである」「炮とは，包み焼くことである」などの記述がみられ，これらの記述から，古代中国において食べものの加熱加工がはじまった当初は，獣鳥類の肉を食べる際に邪魔となる羽や毛を取り除くことや，肉を泥で覆い包み焼きにすることなど，炙ることが主な加工法だったことがわかります。

### 炮製の目的

　中医学は動・植・鉱物を薬として治療に用いますが，一般的にほとんどの薬物は，採取したそのままの形で用いることはありません。洗浄し用薬部位と非用薬部位に分別するなど，何かしらの加工が必要です。

現在では，多種多様の中薬の栽培・養殖方法が確立され，古代では貴重とされた薬材も豊富に市場へ出回るようになりました。しかし元来中薬とは，自然界の特定の時期・地域で採取される希少な天然物です。古代では当然のことながら化学薬品は存在しませんので，中薬は疾病治療のために大変貴重な存在でした。そのため，中薬の効果をいかに引き出すか，いかに安全に服用するか，あるいはいかに薬材を良好な状態で貯蔵するかなどの点において人びとは工夫を凝らし，多様性に満ちた加工法の発展につながりました。

　時代が進むにつれ，用薬経験が豊富になり，常用される中薬の種類も増えました。疾病に対する認識が高度になる一方，人体の失調も複雑化し，それに応じて中薬の加工法も火を用いた方法以外の技法が考え出されるようになりました。現在継承されている中薬の加工法は火や水を用いるもの，発芽・発酵させるものなど多岐に及びますが，古代から継承される炮炙の意味合いや技術を伝え継ぐために，現代では中薬の加工全般を「炮製」と呼んでいます。

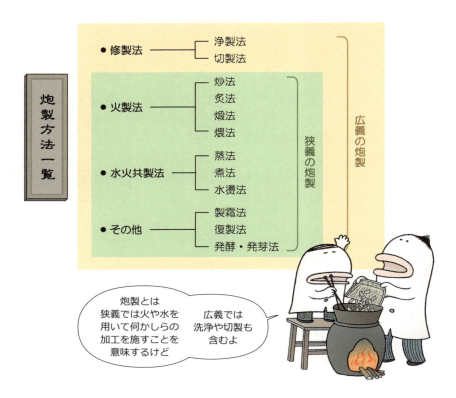

## 中薬に融通性を生んだ炮製技術

　中薬の服用形態は湯剤・散剤・丸剤・膏剤などがありますが，どの剤型で用いる場合にも，まず薬として基本的な状態に調える必要があります。そして実際の運用では，中薬は天然物であるため味や質に個体差がある一方，病態に応じて中薬の作用の強弱を調節する必要があったり，一つの中薬に複数具わる効果のなかの一部が求められるなど，臨床における中薬への要求は患者の状況によって多岐にわたります。

　このように，自然界の収穫物を薬として用いる過程にはいくつかの不都合が存在しますが，先人たちは炮製により作用や形状を調整し，中薬に質の安定性とより高い融通性を持たせることで問題を克服しました。『傷寒論』をはじめとする古典書籍の中でも，薬物の使用部位や加工法に対し細かな要求がなされていることから，歴代の医家も確かな治療効果を得るために，炮製を必要不可欠な工程として重視していたことがわかります。

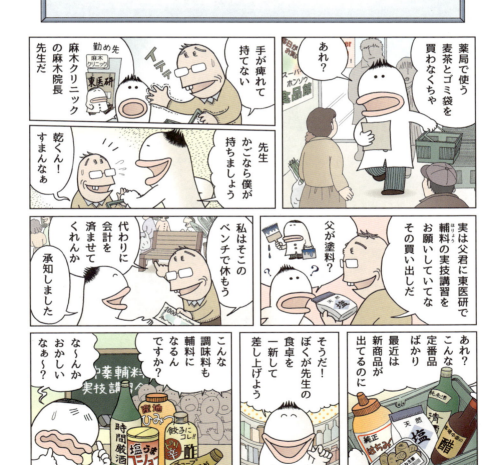

「輔」とは車輪の添え木を指し，「補佐」を意味します。中薬の輔料とは，中薬を炮製するうえで補助的な役割をするものを指します。馬王堆漢墓より出土した『医経方』には，酒を用いて薬を飲んだり丸剤を作る記述などがみられ，古代より高い治療効果を求めて輔料への工夫がなされていたことがわかります。

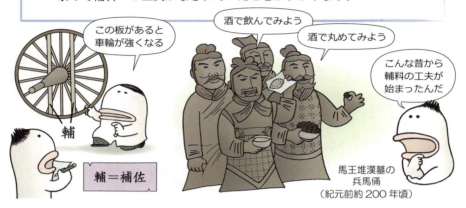

馬王堆漢墓の兵馬俑
（紀元前約200年頃）

酒・醋・塩・生姜・蜂蜜などは古くから生活のなかで常食される調味料ですが，同時に古くから薬としても扱われてきました。

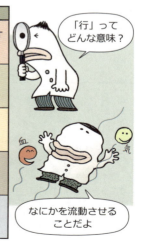

| 名称 | 性味 | 帰経 | 効能 |
|---|---|---|---|
| 酒 | 甘辛 大熱 | 心 肝 | 血脈を通す　薬勢を行らす 散寒　矯味矯臭 |
| 姜汁 | 辛 微温 | 心 肝 | 散寒解表 痰を除き止嘔する　解毒 |
| 蜂蜜 | 甘 平 | 肺 脾 大腸 | 中気を補い乾燥を潤す 止痛　解毒　矯味矯臭 |
| 醋 | 苦 温 | 肝 | 散瘀止血　理気止痛 水気を行らす　解毒 矯味矯臭 |
| 塩 | 鹹 寒 | 脾 腎 大小腸 | 強筋骨　軟堅散結 清熱涼血　解毒 防腐　矯味矯臭 |

輔料は主に液体輔料と固形輔料の2種に大別されます。酒・醋・塩水・生姜・蜂蜜などは独立した効能を具える中薬である一方，炮製の際に最も多く用いられる液体輔料でもあります。

では，炮製ではこれらの輔料をどのように応用するのでしょうか？ ここでは昇降浮沈に基づく応用方法をご紹介しましょう。

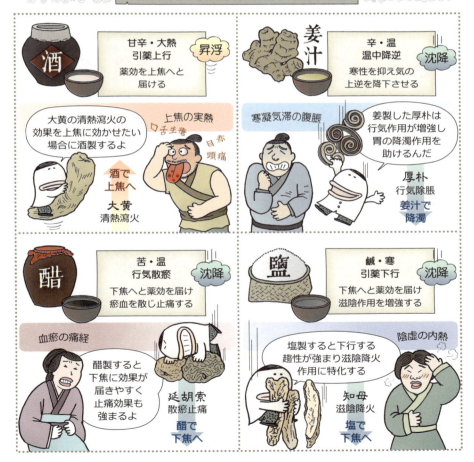

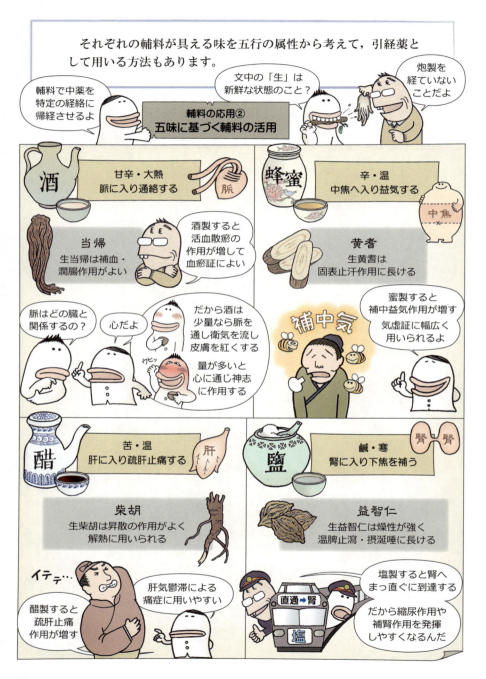

常用される液体輔料の中で，大きく日本と異なるものが醋です。古くから中国で薬として用いられてきた醋は，製造方法が日本のものとは異なるため，性味や作用も異なります。

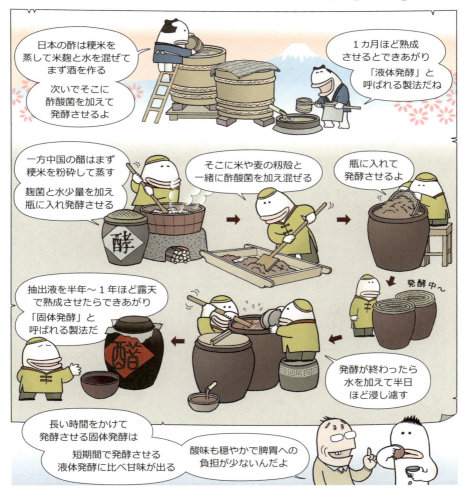

なぜ中医学は，このように中薬の趨性を重視したのでしょうか？　それは，疾病のすべてに気機の失調が存在することに起因します。

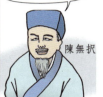

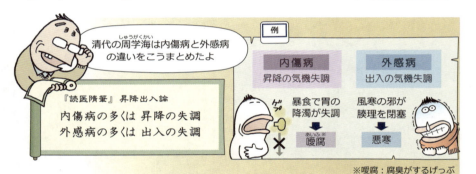

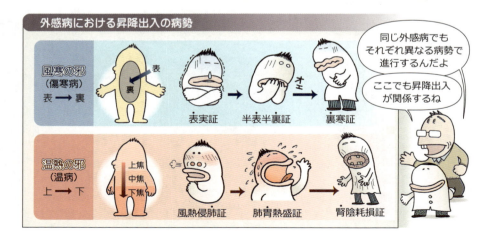

※噯腐：腐臭がするげっぷ

中医の疾病治療は弁証論治に基づいていることが特徴です。弁証法の多くは臓腑経絡理論を基礎に成立していますが，臓腑や経絡の昇降出入は人体の生理・病理変化を観察するうえで大切な存在です。そのため，昇降浮沈や帰経の考えを炮製に応用し，患者の失調状態に細かく適応させて中薬を用いる習慣が生まれました。

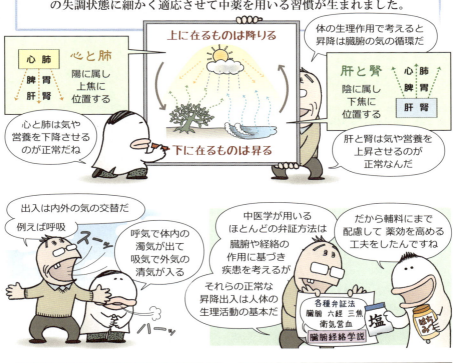

中医学には，輔料を活用して主体となる中薬との相乗効果を発揮させ，治療効果を高める技術が存在する。輔料による昇降浮沈や帰経の矯正は，中医学がどのように病位や病勢を捉え，疾病治療に活かしているかを物語っているね。

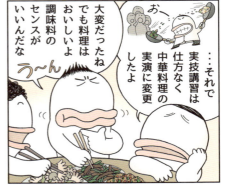

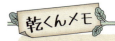

# 調味料が薬に？　輔料のはなし

### 性味調節の材料—調味料

　酒・醋・塩・生姜・蜂蜜などはすべて調味料等の食材として親しまれていますが，昨今の日本では，これらを薬として捉える習慣はあまりみられません。しかし，中医学では古代より今日まで薬として使い続けています。そしてこれらを薬として用いるのは，炮製時の輔料とする場合がほとんどです。

　炮製では中薬と輔料のそれぞれの薬性を，中薬七情の関係に当てはめて活用します。なかでも昇降浮沈や帰経などから互いの関係を考えて，相須や相使の関係に成り立つもの同士を組み合わせて薬効を高める方法は，最も素朴でかつシンプルな応用方法です。薬性理論で紹介した昇降浮沈や帰経の概念は，このように炮製時の輔料に応用することで，治療のねらいをより一歩具体的に実現できるようになりました。

### 昇降でみる輔料と疾病

　明代の医家・李時珍(りじちん)は「昇降は薬にも，また人にも存在する」という言葉を残しています。人体はすべて臓腑や精気，気血，衛気営気といった，相反する性質のもの同士が対立し合うことで成り立っています。そしてそれらの正常な活動は，昇降や出入などの相反する2つの気の動きによって均衡が保たれています。そのため昇降出入が乱れると，陰陽の平衡性の乱れや気血の逆乱を起こし，さまざまな疾病へとつながります。

　昇降出入とは，人体の気機（気の動き）を概括したものです。清代の周学

海は自身の著書『読医随筆(どくいずいひつ)』昇降出入論のなかで,「昇降とは内気(体内の気)が循環する道であり,出入りとは内気と外気(体外の気)が交わる道である……出入も昇降も,一瞬たりとも止まらぬものである」と説いています。そして,同書のなかで「昇降出入の失調は,内傷病・外感病,あるいは疾病の新旧や軽重にかかわらず,普遍的に存在している」と述べているように,疾病の原因や性質,進行を考えるうえで軽視できない存在です。

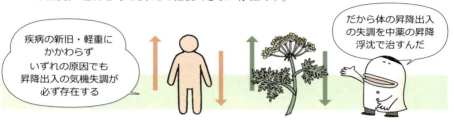

中医学では古くから酒・醋・塩・生姜・蜂蜜などの,昇降浮沈の趨性が比較的顕著なものを輔料として用いてきました。主となる中薬に対して,相須・相使の関係が成立つように組み合わせることで,人体の気機を調節する効果を強めたり,あるいは中薬の作用を目的部位に容易に到達させるなどの相乗効果を実現させたのです。

## 臓腑経絡でみる輔料と治療

中医学の疾病治療の特徴として,弁証論治が挙げられます。中医学は数千年の時を経て,今もなお発展し続ける学問ですが,その過程において八綱弁証・臓腑弁証・六経弁証・気血弁証・津液弁証・衛気営血弁証・三焦弁証など,多くの弁証理論を生み出してきました。これらはすべて,病の本質と病機(病態メカニズム)についてや,それらに基づいた治療方針と方法についてまとめられたものですが,八綱弁証を除くすべての理論は,臓腑経絡の概念に基づき論じられています。見方を変えると,臓腑や経絡の病態を掌握することは,各弁証理論に基づく治療実践と切り離せない関係にあるといえます。

中医学は,病位(問題が生じている場所)を臓腑あるいは経絡として見定め,そこで薬の効果を十分に発揮させることを重視してきました。そのため古代のみ

ならず現代に至っても，より高い治療効果を求め，輔料を用いて引経させる炮製技術が慣行されているのです。

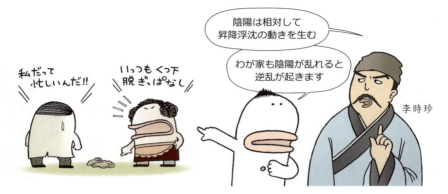

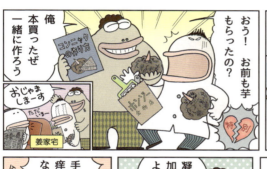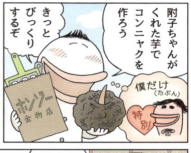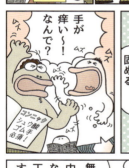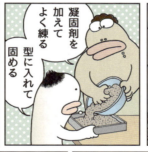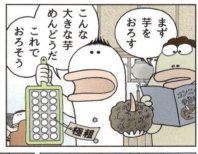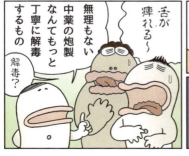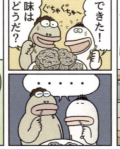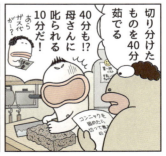

中薬の炮製技術が発展した理由の1つに，毒性や副作用の軽減・除去があります。中薬は自然界の動・植・鉱物を薬として用いますが，それらの中には疾病治療に有益な効能を具えながら同時に毒を有し，人体に悪影響を及ぼすものも存在します。そのため古代の医家らは安全な治療のために，いかに毒性や副作用を除去・軽減するかを模索したのです。

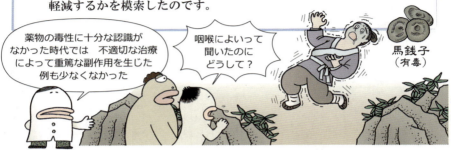

　例えば温裏薬に属する呉茱萸です。古代より小毒を含むとされ，過度に服用した場合，腹痛や眩暈や嘔吐などの副作用を生じることがあります。

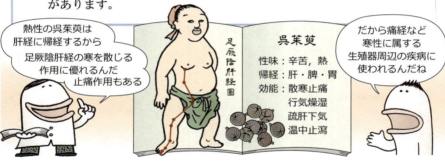

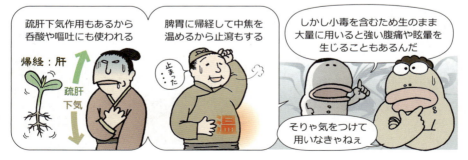

半夏はサトイモ科カラスビシャクの塊茎です。シュウ酸カルシウムを含むことから，生食すると口舌の浮腫や痛み，重篤な場合は咽頭の浮腫による呼吸困難を引き起こす場合があります。

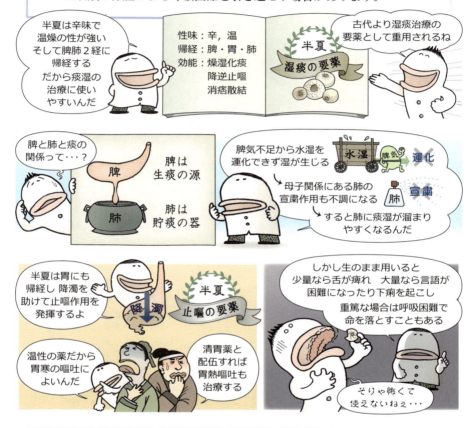

しかし呉茱萸や半夏は，古代より現在に至るまで臨床に常用される中薬です。では，それらが持つ毒性や副作用を，先人たちはどのようにして回避したのでしょうか？　その答えが炮製です。

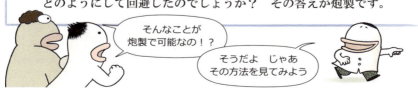

甘草は解毒の作用を持つ，代表的な中薬です。古代から多くの方剤中に配伍されたり，輔料としても活用されています。先人たちは，呉茱萸の毒性も甘草で軽減できることを知り，炮製に用いて安全な用薬を可能にしました。

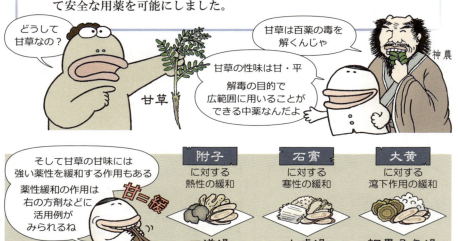

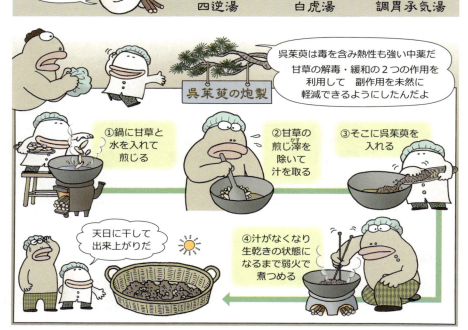

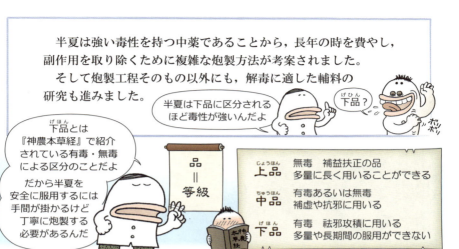

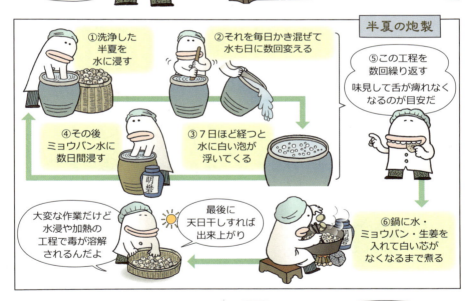

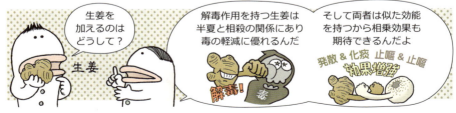

このように中薬七情を応用したり，複雑な工程を経ることで安全な用薬を実現しました。先人が解毒のために労を惜しまなかったのは，中医学において胃気を重んじる思想が存在するからです。

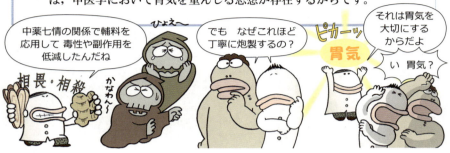

　中医学において，「胃気」にはいくつかの意味が存在します。しかし総じて胃気とは，胃と脾の中焦が担う「後天の本」の働きを指します。五臓は精気を蔵しますが，『黄帝内経』では，その源が脾胃が作り出す気血であることを繰り返し説いています。

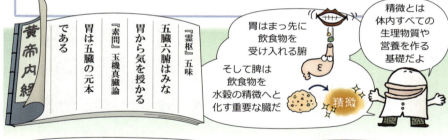

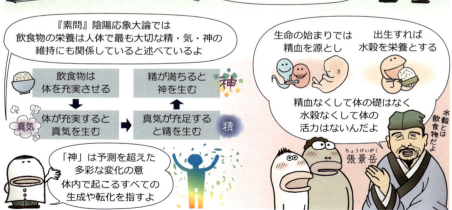

胃気の存在は、体内で生理物質や栄養が絶えず生み出されることを意味し、五臓六腑の健全な働きを支えます。このことから脾胃の効能は、病邪に対する正気の勝敗を占う重要なものであり、服薬による副作用などから胃気を護るべく炮製やその他の方法が発達し、励行されています。

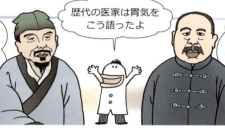

病を治すならば必ず胃気を護りなさい
胃気の損傷を避ければ諸々の患いは生じぬであろう

歴代の医家は胃気をこう語ったよ

どんな疾病でも服薬後に食が増す者は予後が好く食が減る者は予後が悪い

張錫純（ちょうしゃくじゅん）

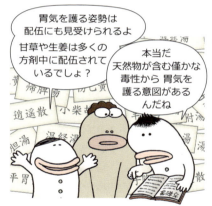

胃気を護る姿勢は配伍にも見受けられるよ
甘草や生姜は多くの方剤中に配伍されているでしょ？

本当だ 天然物が含む僅かな毒性から 胃気を護る意図があるんだね

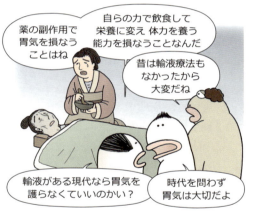

薬の副作用で胃気を損なうことはね

自らの力で飲食して栄養に変え 体力を養う能力を損なうことなんだ

昔は輸液療法もなかったから大変だね

輸液がある現代なら胃気を護らなくていいのかい？

時代を問わず胃気は大切だよ

技術が発展した現代でも、食べることは生命の基本だ。生命維持における胃気の重要性は、時代にかかわらず普遍的なものだね。
中医学では服薬においても胃気の保護を重視している。解毒の炮製技術はその一環なんだね。

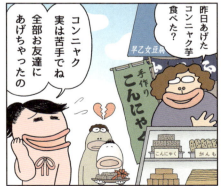

昨日あげたコンニャク芋食べた？

コンニャク実は苦手でね全部お友達にあげちゃったの

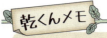

# 解毒と胃気

### 七情を応用した輔料による解毒

　中薬の起源は，夏王朝以前の原始時代に遡るとされています。当時の様子を裏付ける文献は少ないながらも，『淮南子』や『史記』の中に「神農が1日に100の草を食べ70の毒にあたり，これが医薬の始まりとなった」という記述があり，太古の時代，食べ物を探す過程で早くも初歩的な医療が実践されていたことがわかります。そして有毒なものを誤って口にし，嘔吐や下痢，重篤な場合では昏迷や死亡といった中毒症状を経験するケースが少なくなかったのです。

　中医学において輔料が発展した理由の1つに，このような毒性や副作用を低減する目的があります。広義的に中医学が捉える「毒」とは，薬性の偏り（偏性）です。効果が明瞭な薬物ほど薬性の偏りが大きく，往々にして毒性や副作用を伴います。そのため治療において有益な効果を得るためには，毒性や副作用を回避しなければなりませんでした。そこで活躍したものが，中薬七情の関係性です。ある中薬同士の間には特定の関係性が成り立っており，作用を増強する関係性もあれば，低減させるものもあります。この法則性を活かし，毒性を低減させる「相畏」「相反」の関係にある中薬を輔料として用いて炮製することで，毒性や副作用を未然に回避する術を築いたのです。

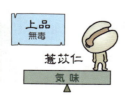
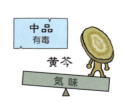
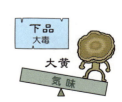

### 毒性から何を護ったのか？

では，中医学はなぜ複雑な工程であっても，炮製による解毒を怠らなかったのでしょうか？ 中医学において毒性や副作用は，主に胃気を損傷するものだと考えられています。つまり炮製による解毒の目的は，この「胃気」を護ることにあります。では，「胃気」とはなんでしょう？ 胃気の解釈はいくつか存在しますが，ここでは胃と脾の相互協調からなる中焦の働きを指します。

胃は口から入った飲食物を体内で一番先に受け入れて，腐熟と呼ばれる初歩的な消化を行います。脾は，胃が腐熟させた飲食物を精微と呼ばれるすべての生理物質の前駆となる栄養物質に化成させて，それを五臓へと供給します。五臓ではこの精微を基に，蔵する精気や血などを作ります。人間は胎外へ出たその瞬間から，生命を維持するために自力で栄養を摂取し続けなければなりませんが，飲食物はその主要な栄養源です。そして飲食物は中焦の存在なくして，体内で栄養へと化すことができません。そのため脾胃あるいは中焦は「後天の本」と称されます。

胃気の損傷とは，言い換えると，生命維持のための化成の源を衰えさせることです。一方的な促進，あるいは抑制や阻害などによって治療効果を得る現代医学の薬物治療が優勢を占める昨今では，薬剤の副作用はごく当たり前のものだと受けとめられています。たとえ嘔吐や下痢で大きなダメージを負ったとしても，

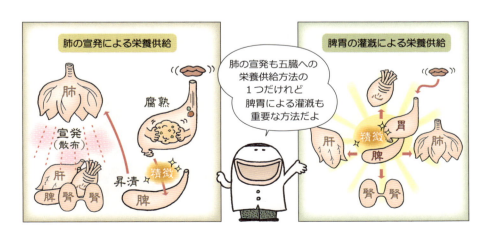

輸液などの応急処置が可能です。しかし古代において、食べて栄養を化成する能力を損なうということは、現代より遥かに深刻な状況を意味していました。

## 胃気と疾病治療

　胃気損傷に対する配慮は古代だけの問題なのでしょうか？　脾胃が作り出す精微とは、体が必要とするすべての生理物質の前駆となる栄養素でした。五臓は脾胃から精微を受けるとそれを基に精や気を化成します。そして五臓の精気が満ちることで体は正気を蓄えることができます。

　『黄帝内経』では「正気存内、邪不可乾（体に正気が十分に存在すれば、どんな病因も人体にかかわれない）」「脾堅則臓安難傷（脾の働きが確かであれば、五臓も安定し不調を来さない）」と述べられていますが、健全な胃気の存在は、健やかな身体の維持において必須であり、これは永久不変の概念です。そして疾病治療においても、病と闘う体力を支える必要不可欠なものです。

　このように解毒に対する見方の裏には、防病治病に対する中医学の真髄ともいえる思慮が込められており、現代にも胃気を護る思想が継承されています。

# 8 環境と用薬治療

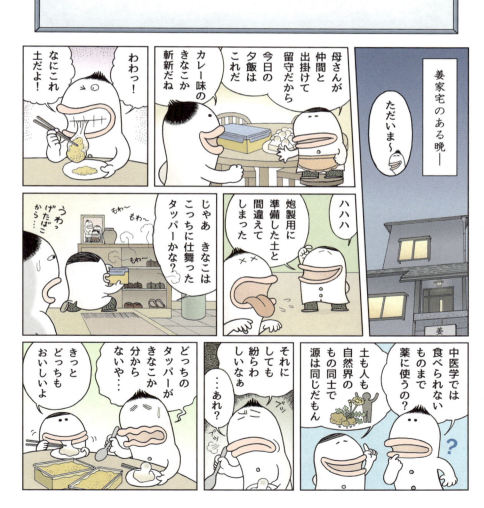

中薬は昔から「本草」と称されるとおり、植物を用いるのが主流です。その一方で、鉱物類等を用いる場合も少なくありません。炮製に用いる輔料も土や砂、あるいは貝殻など、通常では口から摂取しないものを固体輔料として用いてきました。

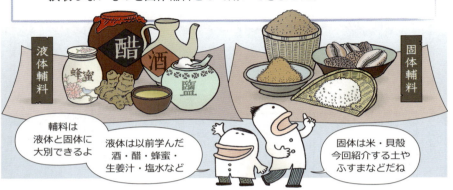

竈心土は、別名伏竜肝とも呼ばれる土です。正しくは紫草を薪にして黄土製のかまどで火をおこし、長い年月を経てかまどの中心部の底の土が塊となったものを指します。

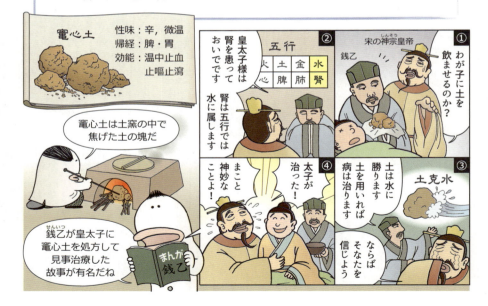

竈心土は土であるため質が重く降逆作用を具え，脾胃に帰経するので嘔逆症に用いられます。中焦を温めるので脾虚の泄瀉にも用いるほか，止血効果を有し便血や崩漏等にも用いられます。

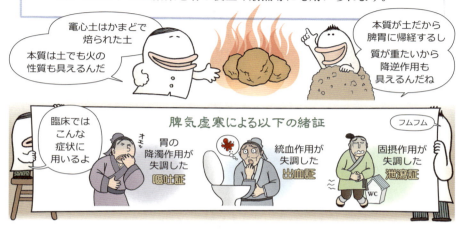

竈心土を炮製で用いる中薬で代表的なものが，白朮です。白朮は補脾燥湿の効能をもつことから脾虚の泄瀉に用いられます。

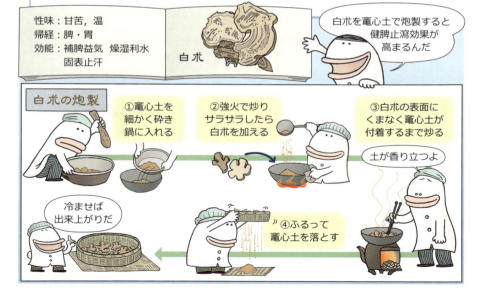

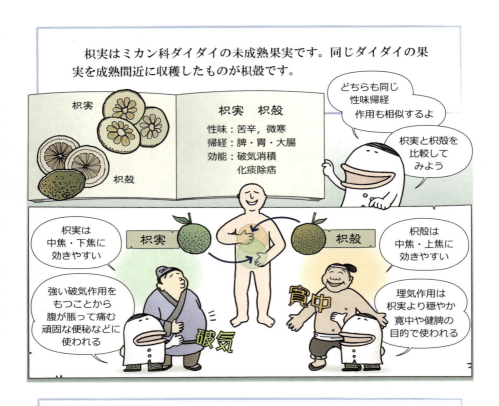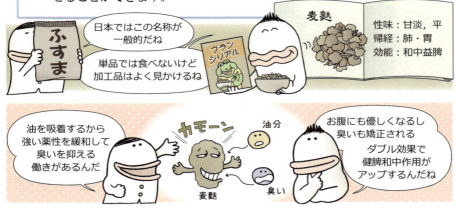

枳実や枳殻などの理気薬は辛味をもち燥性なものが多く、作用が過剰な場合は津・血・陰まで損じてしまうため、麦麸等を用いて炮製を施し薬性を緩和します。

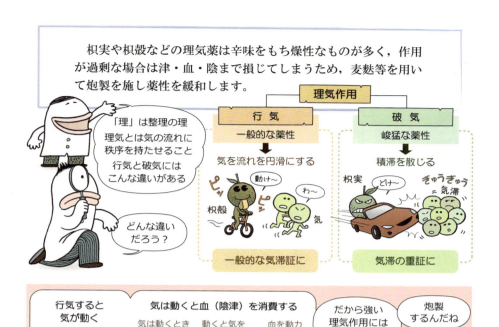

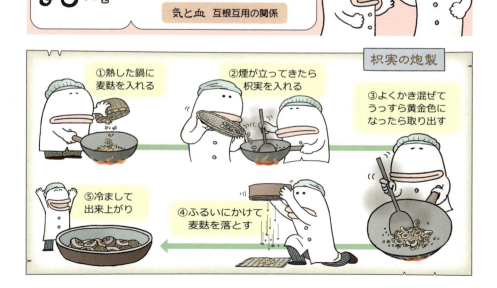

解毒や副作用を低減する目的とは異なり、作用を増強させたり緩和させる炮製技術は、個々の患者の容態に薬効をより適合させる目的で生まれました。なぜならどんな疾病も、患者自身の体質や生活習慣、あるいは季節・環境等により状況が異なるからです。

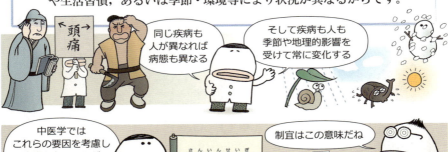

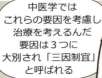
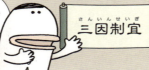

① 因人制宜 （いんじんせいぎ）

体質・性格・性別・年齢・職業・心理的環境・生活習慣等の違いから考えた制宜

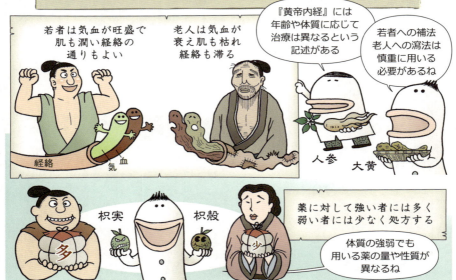

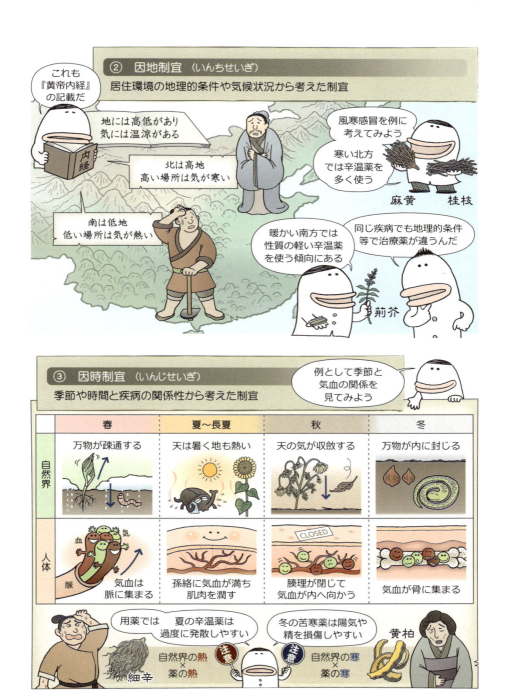

人体なくして疾病は存在しません。言い換えると，人を度外視して疾病を捉えることはできません。病態を正しく判断し適切な治療へと導くには，「人」とその「整体」に注目し，さらにそれを取り巻く時間的条件や空間的条件等を考慮して，はじめてふさわしい治療にたどり着くのです。

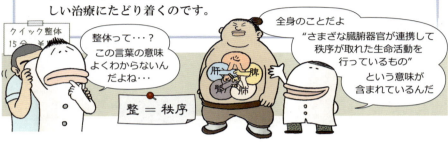

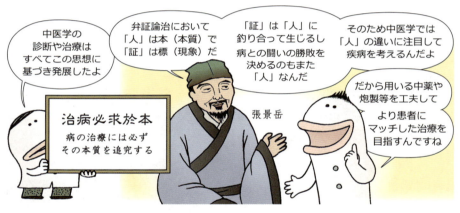

人間は季節・地理・社会などの多彩な要因が交わる空間のなかで生きている。それらは日々変化しながら，健康に影響を与えている。中薬の炮製は，そうして生まれる病態の細かい変化や，個人の体質の違い等に配慮して生まれた技術なんだね。

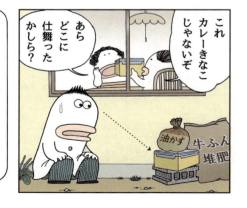

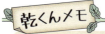

# 環境と用薬治療

## 輔料の2大分類

　中薬炮製に用いる輔料には，大きく分けて液体輔料と固体輔料の2つがあります。液体輔料で代表的なものは以前紹介した酒・醋・蜂蜜など，個体輔料は稲米・麦麩・土などがあります。どちらも薬性の改変や毒性の緩和，保存性の向上などの目的で用いられます。液体輔料は加工される薬材のなかに輔料そのものが浸透して作用を及ぼすのに対し，固体輔料は，自身そのものは薬材に浸透せず，薬性のみが加工される薬物のなかに入り作用します。また，表面に付着して薬物の毒性や強烈な薬性や臭いなどを吸着する作用もあります。

【主な個体輔料とその性味・効能】

| 名称 | 味 | 性 | 効能 | 輔料としての効果 |
|---|---|---|---|---|
| 稲米 | 甘 | 平 | 補中益気　健脾和胃　除煩止渇　止痢 | 毒性や刺激性の低減 |
| 麦麩 | 甘淡 | 平 | 和中益脾 | 燥性の緩和　臭いの矯正 |
| 明礬 | 酸 | 寒 | 解毒　祛痰殺虫　収斂燥湿　防腐 | 減毒　腐乱の防止 |
| 豆腐 | 甘 | 涼 | 益気和中　生津潤燥　清熱解毒　止渇 | 解毒　不純物の除去 |
| 竈心土 | 辛 | 温 | 温中和胃　止血　止嘔　渋腸止瀉 | 刺激性の低減 |
| 海蛤殻粉 | 鹹 | 寒 | 清熱　利湿　化痰　軟堅 | 臭いや味の矯正 |
| 滑石粉 | 甘 | 寒 | 利尿　清熱解暑 | 加熱時に均一な熱伝導を補助 |
| 河砂 | — | — | — | 高温での均一な熱伝導を補助 |

## 中医学が捉える人と病

　中医学の疾病治療の特徴として，個人の特殊性を重視する点が挙げられます。例えば土炒白朮や麩炒枳実など，薬性の増強や緩和を目的とする炮製は，個々の患者の体質や疾病の性状の違い，疾病の「本質」に着目して治療を施すという，中医学の基本姿勢に起因するものです。

　疾病を捉えるうえで人を中心に考えることは，中医学における診断治療の基本姿勢です。疾病とは人体の生理機能の異常ですが，人体が存在しなければ疾病も存在しないため，疾病と人体を切り離して考えることはできません。そのため疾病とその治療法を検討するには，人と，その人を取り巻くさまざまな環境や要因を知り考慮する必要があります。

　例えば，徐大椿は『病同人異論』で「同じ疾病であっても，治るもの，あまり治らないもの，まったく効果がないもの，あるいは副作用を受けるものとがいる。これはなぜだろう？　それは同じ疾病であっても，人が違うからである。人には七情六淫の影響，気・体の強弱，体質の陰陽の偏性，居住地の南北，性格の強弱，筋骨の堅脆，年齢の老若，飲食の粗豊，心境の苦楽があるうえ，自然界には寒暖の変化があり，病の発生においては浅深の違いがある。一概に治療を施せば，人の気・体・病が薬と相反して害が生じる。故に医者は，個人のなかに存在する特殊性を把握し，また病の軽重緩急も掌握して治療しなければならない」と述べています。『黄帝内経』にも「毒に耐えられる者には

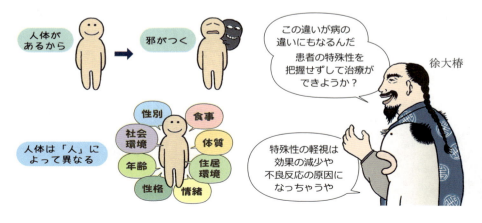

薬を多く, 耐えられぬ者には少なく処方する」と書かれており, 毒とは中薬の性味の偏性を指しますが, 先天的な体質や日頃の養生に従って人の体力には強弱の差異があり, それに伴い薬の強さも加減するべきと述べています。両者は個人の特殊性に基づいた診断や用薬治療の心得を説いています。

## 疾病の本質と三因制宜

中医学における疾病治療の核心は「治病必求於本」(病の治療には必ずその本質を追究する) の精神にあります。そして個人の特殊性を, 人・時・地の視点から観察し疾病の性状を捉えて治療を考える「三因制宜」の治療原則は, この精神の延長線上に築かれたものです。薬性の増強や緩和を行う炮製方法は, 過度な薬効, あるいは薬力の不足を回避し, より本質に迫った用薬治療を実現する技術の1つであり,「治病必求於本」「三因制宜」という中医学疾病治療の土台となる思想が源流となった用薬の慣習です。

# ⑨ 穀物の炮製輔料

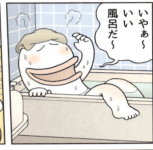
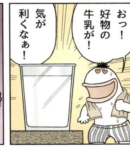
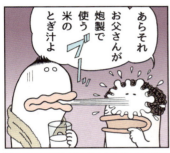
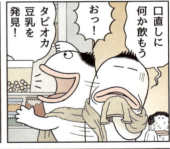
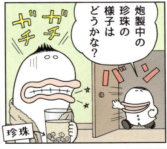
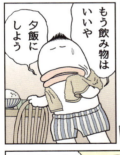
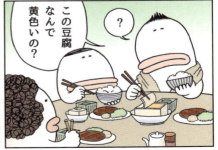
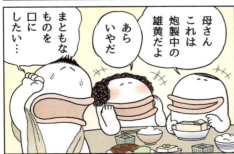

大豆や米は「五穀」と称される穀物の一種です。五穀とは『黄帝内経』のなかで，体を養う効能があると紹介されている，五行属性に基づき分類された5種の穀物です。

五穀は『黄帝内経』でも諸説あるが表は『霊枢』五味篇からの五穀の紹介だ

| 種類 | 五味 | 五臓 |
|---|---|---|
| 稲 | 甘 | 脾 |
| 麻 | 酸 | 肝 |
| 豆 | 鹹 | 腎 |
| 麦 | 苦 | 心 |
| 黍 | 辛 | 肺 |

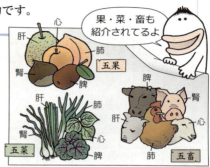

果・菜・畜も紹介されてるよ

大豆は清熱解毒作用を具えることから，ある特定の中薬を炮製する際に輔料として用いられます。その場合は加工品が多く使用されます。

大豆
性味：甘，平
帰経：胃・肺
効能：和中益脾

豆乳
性味：甘，平
帰経：胃・肺
効能：補虚潤燥　清熱化痰　解毒

珍珠

豆乳で煮ると表面の汚れを落として解毒もするよ

豆腐
性味：甘，涼
帰経：胃・肺
効能：益気和中　生津潤燥　清熱解毒

## 雄黄の炮製

① 豆腐に穴を空け雄黄を入れる

② 蒸し器で4～5時間蒸す

豆腐の中で雄黄を溶かすよ

③ 冷まし固まった雄黄を取り出す

豆腐の中には細かい空洞がたくさんある

これが雄黄等の薬物の毒性を吸着するんだ

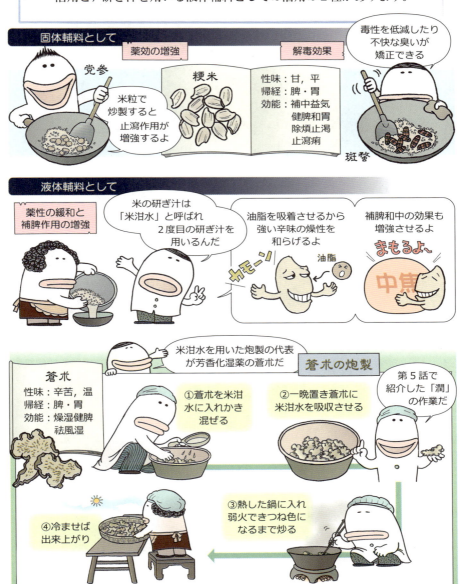

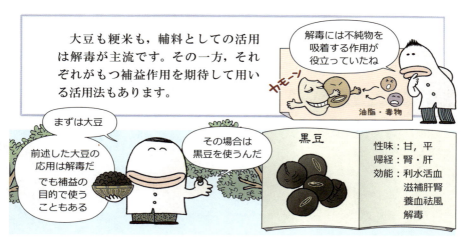

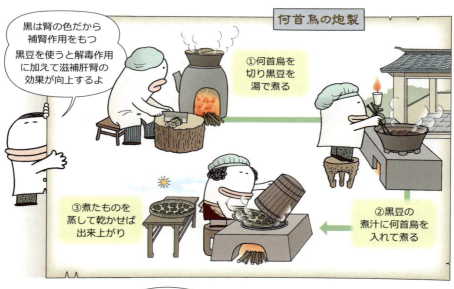

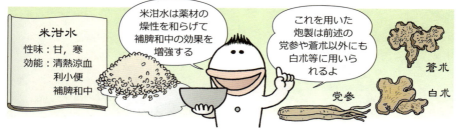

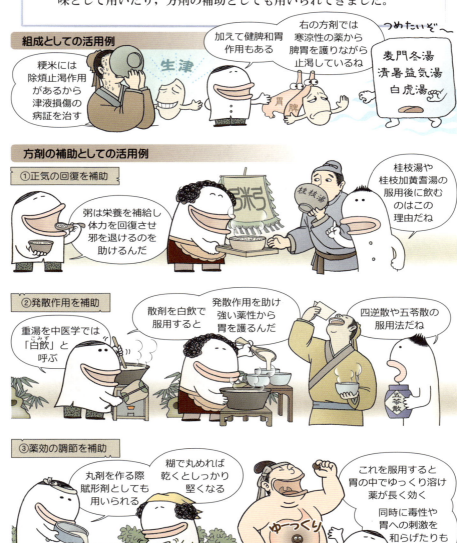

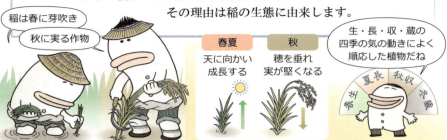

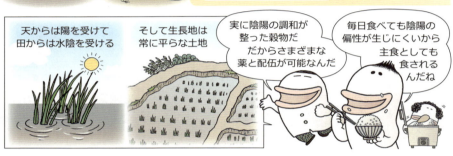

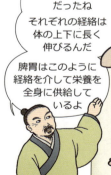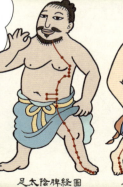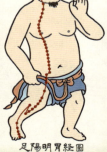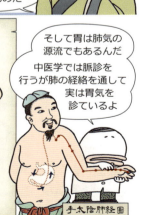

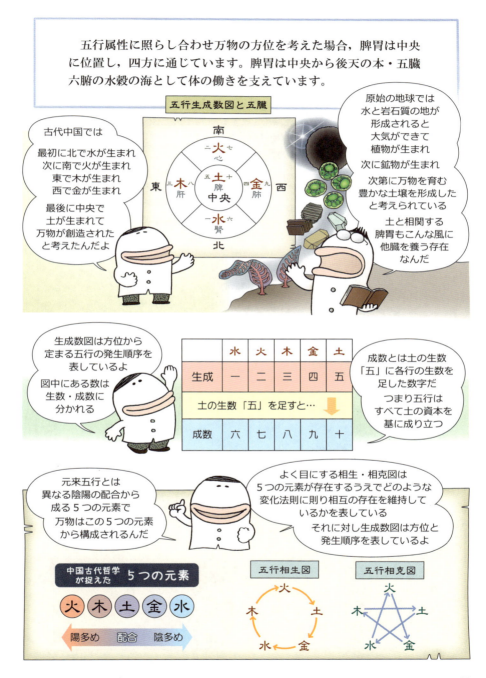

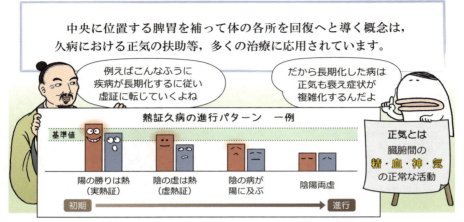

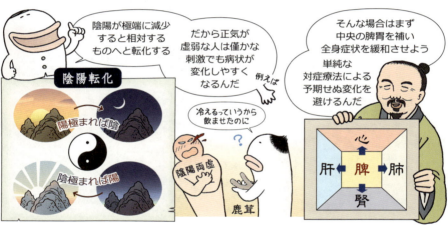

脾胃は精気・営血を四方に灌漑して五臓六腑へ元気を届ける発信地だ。どんな疾患の治療をも助勢する存在なんだね。土に属する粳米が太古の昔から僕ら先祖の生命をつないできた主食であることを，食文化の西洋化に押されて忘れていたなぁ。

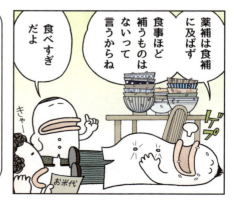

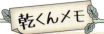 

# 穀物の炮製輔料

### 中医学が捉える五穀

　輔料のなかには，日頃から食品として親しまれているものが多く存在します。以前に紹介した酒・姜汁・蜂蜜などの他に，今回紹介する粳米や大豆もその一例です。

　『黄帝内経』で粳米や大豆は，養う作用を具えるものとして紹介されています。そのため，炮製では解毒の目的で用いられる場合以外に，その補益作用を利用する場合があります。なかでも粳米は輔料として用いられるだけでなく，組成の1つとして方剤に配伍されたり，服用時における方剤の薬効を補助したり，あるいは賦形剤として用いられるなど，その応用は多様です。このように粳米が中医学において幅広く活用されるようになった背景には，『黄帝内経』における記述の存在があります。『黄帝内経』で粳米は「天地の気を含み，実は堅固で，陰陽の気の調和が単体で完結している」と記され，さらにその作用については，脾胃を補益し元気を養うものであると述べられています。古代中国では母親の母乳が出ない場合に，重湯や糊を代用して赤子に与えましたが，中医学的な観点からは大変理に適ったものだということがわかります。

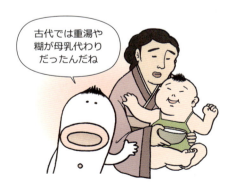

古代では重湯や糊が母乳代わりだったんだね

## 粳米にみる「胃気を護る」思想

では，先人たちが粳米を重用した姿勢から，学び取れるものとは何でしょうか？ それはやはり「胃気を護る」ことにあると考えられます。中医学は陰陽五行学説という，万物が水・火・木・金・土の5種類の異なる陰陽の配合から成り立つと考えた，古代の素朴な唯物論※を基調とした哲学から発展した学問です。

古代の河図(かと)では五行生成数を基に，水・火・木・金・土の5つの物質が生成される方位と順序が示されています。北で水，南で火が発生すると，陰と陽の異なる性質同士が交わり変化を生じ，東で木が生まれ，西で金が生まれ，最後に中央で土が生まれると考えられています。そして水は土中に返り，火は土中に封じられ，木は土から発し，金は土から生まれるため，これら4つはすべて，中央に位置する土によってその存在が成立しているとされています。このことから土と相関する脾は，人体の中央に位置して四肢を主管し，四臓を養う働きをもつと考えられています。

※ 唯物論：すべてのものの根底には物質が存在するとした思想。マテリアリズム。

## 正虚の治療に活きる胃気の保護

第7話で，脾胃は水穀の微精を作り出すことから「後天の本」と称され，胃気を重んじる所以になっていることを紹介しました。そして今回紹介する「脾胃は中央にあり四臓を養う」という働きからも，脾胃の正常な生理活動である「胃気」の重要性が学び取れます。

胃気を重んじる思想は『黄帝内経』などの書物において早くから提唱され，中医学の診断や治療などの多方面に大きな影響を与えました。例えば『傷寒論』は「診断─治療─用薬」を一貫して説き，中医学の臨床実践の基礎となった医学書ですが，そのなかでは食欲や消化能力，大便の状況や脈診などの詳細な観察の必要性を強調しています。それは，これらの項目から胃気の盛衰を判断し，適切な治療へとつなげるためです。

一方，治療の方面では正気が衰え病状が複雑化した患者に対し，胃気の保

護は一定の意義をもっています。「重寒則熱，重熱則寒」(寒（陰）が極まれば熱（陽）に，熱（陽）が極まれば寒（陰）になる）の法則どおり陰陽は相互転化するため，陰病は陽病に，陽病は陰病に転じるケースが存在します。この法則を当てはめると，陰陽の偏性が著しい正気不足の患者や高齢者は，陰陽転化が容易に起こりやすい傾向にあり，薬によるダメージを受けやすいことがわかります。こういった治療による損害を回避するため，中医学では古代より診断における胃気の観察を重視してきました。

例として当帰六黄湯を見てみましょう。本剤は陰虚火旺による盗汗の治療に用いられる方剤です。具体的な主治証は，発汗によって営血を消耗した結果による衛気不固です。組成を見てみると，補血補陰薬の当帰・熟地黄，上中下の三焦の火熱を清す黄芩・黄連・黄柏が，すべて等分量で配伍されているのに対し，益気薬の黄耆は倍量加えられています。これは苦寒薬による胃気損傷から，気血不足を増悪させぬための工夫です。損傷した陰血を単純に補うのではなく，黄耆の重用によって中焦の働きを向上させることにより，衛気の固摂作用を高めて津液の損傷を止め，同時に陰血の生成を促して回復へとつなげています。

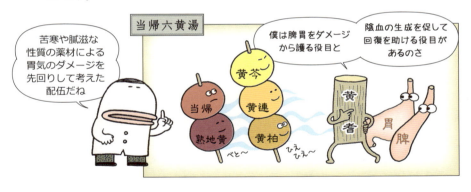

病態を治療するうえで，胃気の保護は必ずしも直接的なアプローチを取るものではありません。しかし，中央に位置し四方に精気や営血を灌漑する役割であることから，複雑化した証の治療において，歴代の医家がその存在を重視してきたのは確かな事実です。

# 10 加熱炮製と薬性

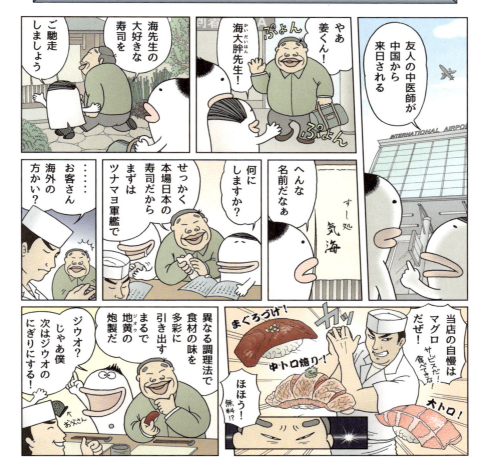

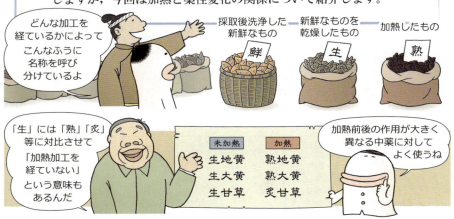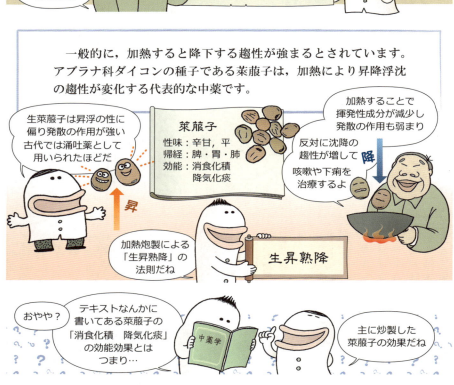

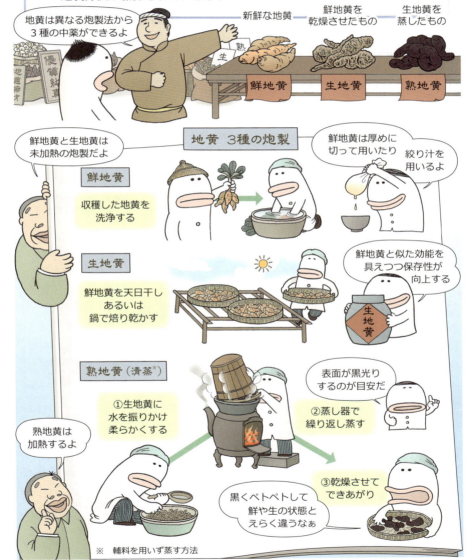

地黄を加熱することで発生する大きな変化は「味」の変化です。中医学では，性味帰経に基づき大まかな薬の特徴を捉えますが，地黄は作用を意味する「味」が加熱により変化するため，加熱前と後では異なる効能を発揮します。

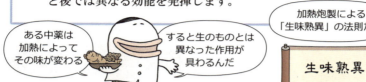

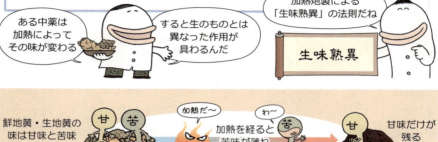

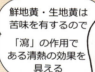
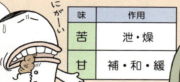
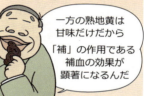

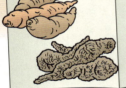
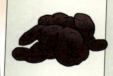

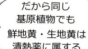
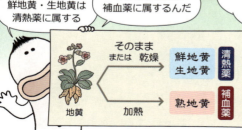

加熱により寒熱などの「性」も変化します。

食材として馴染みのある生姜は，新鮮なままでも火を通しても調理に用いられますが，中薬としても食材同様に新鮮な状態，あるいは加熱した状態で用います。

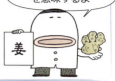
この1字でショウガを意味するよ

## 姜 3種の炮製

### 新鮮なもの

**生姜**
性味：辛，微温
帰経：肺・脾
効能：発汗解表
　　　温中止嘔
　　　温肺止咳

生姜は揮発性油を豊富に含み芳香を放つ だから発散の効果に長けるんだ

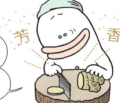

### 蒸し焼きにしたもの

①草紙※で生姜を包み水に浸す

②麦麩と一緒に鍋に入れて黒くなるまで焼く

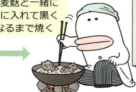

**煨姜**
性味：辛，温
帰経：肺・脾
効能：温中止嘔

蒸し焼くと揮発性成分が減少して発散力が弱まり逆に温中止嘔作用が生姜より益すんだ

※ 藁や葦などから作られた質の粗い紙

### 天日に干したもの

**乾姜**
性味：辛，大熱
帰経：脾・胃・
　　　心・肺
効能：温中回陽
　　　温肺化飲
　　　温経止血

太陽の陽気を吸収して熱性が益すよ

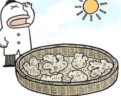

※ 生姜（日本では鮮姜）の乾燥品である乾姜は，日本では生姜または乾生姜という。日本の乾姜は生姜を蒸したもの。

姜の炮製にみる変化は「性」だ

生の姜は微温だが炮製を経ると熱性が増して

温裏薬として使われるほどになる

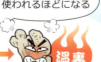

加熱炮製による「生寒熟温」の法則だね

生寒熟温

炮製によって，中薬の薬性や作用を変化させて用いることは，「遣薬（けんやく）」が治療効果をより高める技術であることに由来します。

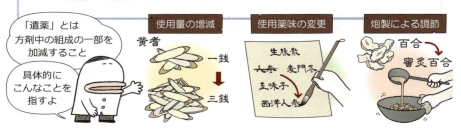

中医学の治療は「弁証論治」と称されるとおり，弁証を軸に治療が一貫して成り立っています。治療に用いる方剤を選定し具体的な用薬を考える過程は，弁証論治の最終プロセスです。

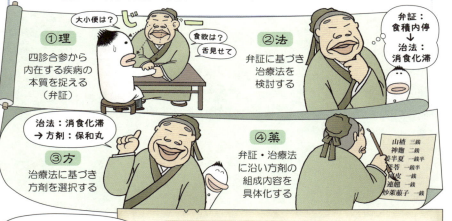

① **配伍が完成されている**
効果の増強・毒性の低下など，複雑な病証に対して高度な対処がなされている

② **長年にわたる臨床経験がある**
理論のみならず，幾年幾度の経験の蓄積によって効能効果が確立されている

③ **誰でも質の高い治療ができる**
短時間で質の高い独自の配伍を考えるには熟練した技術が必要だが，古典方剤を応用すれば誰でも治療効果を得やすい

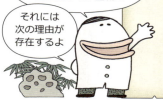

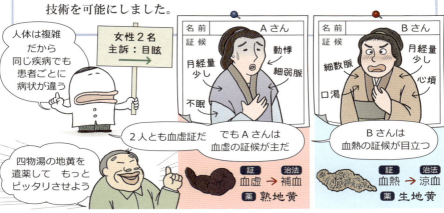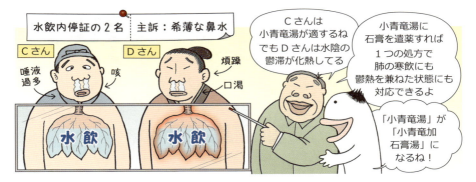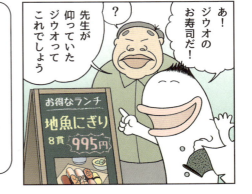

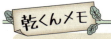

# 加熱炮製と薬性

## 炮製技術の主流——加熱

　中薬学の本を覗いてみると，同じ基原でありながら異なる働きをもつ中薬が存在します。今回本文中で紹介されている地黄や姜などはその一例ですが，これらは炮製方法の違いにより，それぞれ異なる作用を発揮する中薬です。

　炮製方法はさまざま存在しますが，炙・炒・蒸・煮など，一般的には熱を加えるのが主流です。前回までの話では，炮製にはどのような材料や方法があり，どんな目的で用いられているかを紹介してきました。今回は熱を加える工程そのものが，中薬に対しどのように影響するかについて紹介します。

## 加熱炮製と薬性の関係

　熱を加える工程は，中薬の四気五味や昇降浮沈などの薬性に影響し，薬性変化のパターンには「生寒熟温」「生味熟異」「生昇熟降」などが存在します。先人たちはこれらの変化法則を，「寒者熱之（寒証は熱を以て治す）」「熱者寒之（熱証は寒を以て治す）」「虚則補之（虚証は補う）」「実則瀉之（実証は瀉す）」の治療原則に沿って応用し，加熱により作用の利弊をコントロールして治療効果を高める技術を考えました。このような工夫により，地黄や姜のように，1つの植物から異なる作用をもつ数種類の中薬を作り出しました。これは物流環境が現在ほど発達していなかった時代に，身近にある限られた薬材を用いて治療薬の選択肢を増やし，より細密な治療を実現した先人たちの智恵でもあります。

## 効果と合理性を追求した用薬方法——遣薬

　中医学の用薬治療は，まず弁証に基づき治療法を検討し，その後，治療法に沿った方剤を選び，最後に具体的な組成薬を考えます。組成薬を具体的に決める最後の作業は，いわば弁証論治の総仕上げともいえるプロセスです。このプロセスにおいて，中医学では経方[※1]や時方[※2]などの古典方剤を基礎に薬を加減するといった手法が主流となっています。

※1　経方　『傷寒論』『金匱要略』の著書を出典とする方剤
※2　時方　唐宋朝時代，あるいはそれ以降に作られた方剤

　経方や時方などの古典方剤や経験方は，何百〜何千年に及ぶ先人たちの治療経験が蓄積して，その効果が確立されています。ではなぜこのように高い効果が期待される方剤であっても，「遣薬」のようにさらに組成に手を加える必要があるのでしょうか？

　長い歴史のなかで幾千の病機に対し幾千の方剤が生み出されてきましたが，一人の人間が精通できる中薬や方剤の数には限界があります。また，人体は複雑でありその失調パターンは無限です。たとえ方剤が高い完成度で成り立っていたとしても，無限に存在する人体の失調パターンに，完全に一致するとは限りません。これらの理由から，すでに1つの治療薬として成り立っている方剤であっても，服用する患者の病態により適合させるため，必要な薬を加減したり炮製を加えるといった「遣薬」を行うのです。ハンガー掛けで用意された既製服が「方剤」であれば，「遣薬」は既製服に手直しを加え体型にぴったりと合わせる作業といったイメージです。

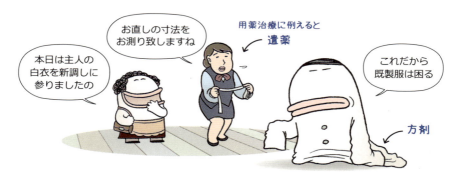

臨床では，どのような方薬で治療すべきかという判断を比較的短い時間のなかで行わなければならないケースが多い一方で，治療者には年齢や経験の差があり，すべてが熟練した技術と知識を備えているとは限りません。先人の医家たちも同じ課題に直面しましたが，彼らは豊富な治療経験と高い完成度を備えた古典方剤を遣薬することで，これらの問題を解決すると同時に，遣薬の技術により，個々の患者に異なって存在する陰陽偏性の失調をより繊細に調節することを可能にしました。

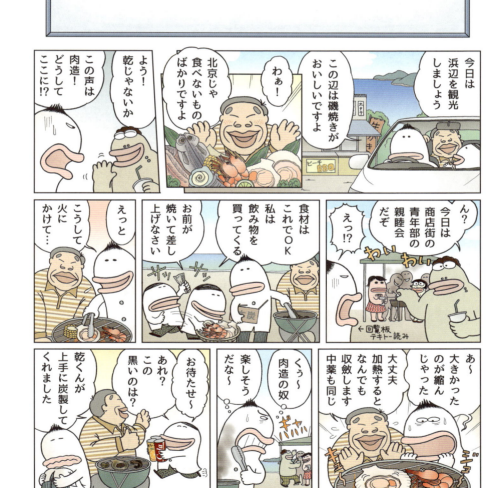

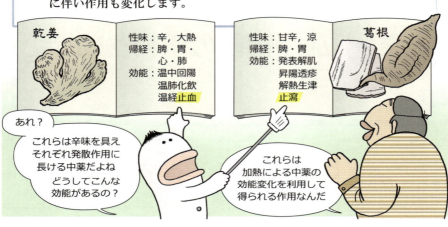

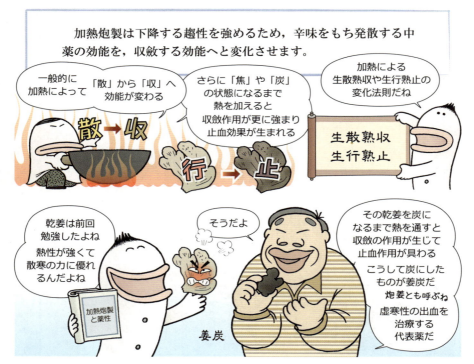

葛根は昇浮の趨性に偏り，その強い発散力は発表解肌と透疹の効能によって発現されます。涼性薬ですが，配伍によって寒・熱どちらの病因にも用いることができます。

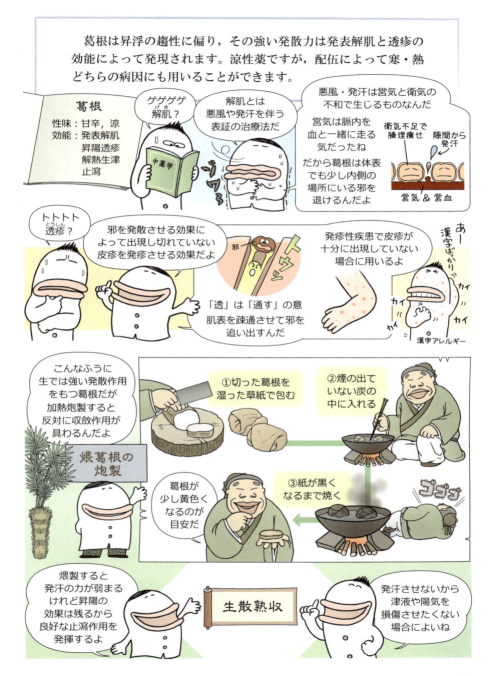

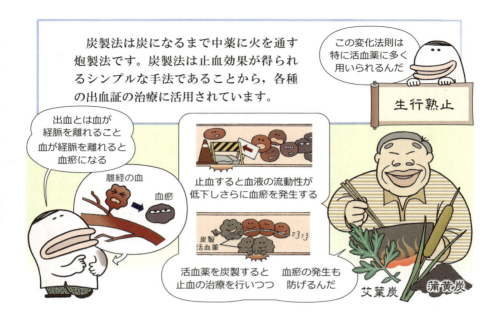
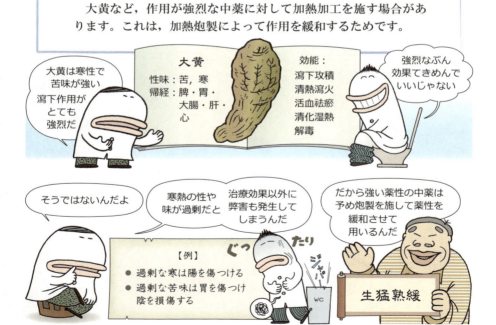

加熱による作用緩和の法則は，過度に強い薬効により陰陽バランスが失調するのを防ぎます。では陰陽とは，元来どのようにしてバランスを保っているものなのでしょうか？

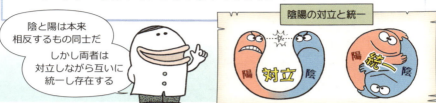

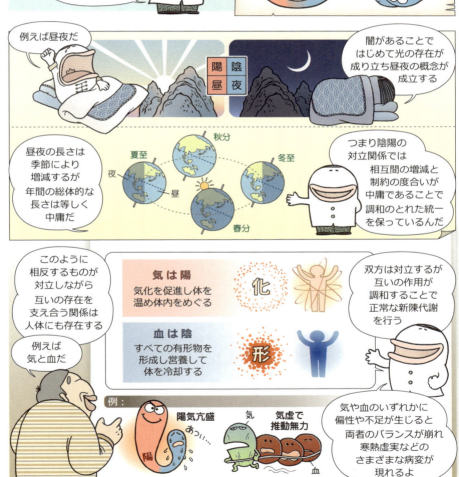

人体の陰陽は，互いが相反する性質ながらもその対立により1つの統制の取れた作用を形成し，その作用が昇降出入の動きを生じることで体内の循環を作りだしています。

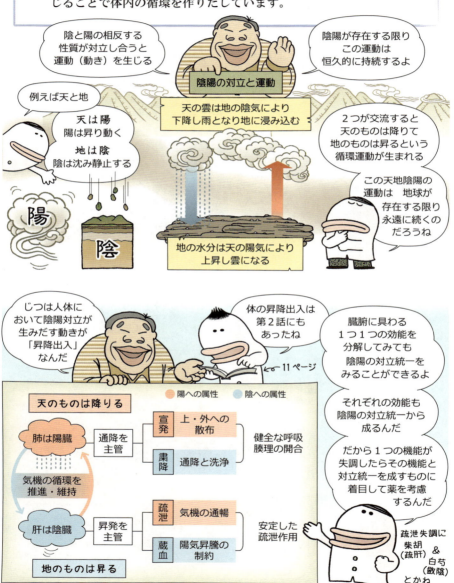

中医学は陰陽のバランスを重視し，そこから生まれる生態活動の調和を貴びます。そのため，調和を乱すほどに強い薬性の中薬に対し，十分な注意を払って用います。こうした背景から，正気の損傷を回避する炮製や薬味の配伍技術が考え出されました。

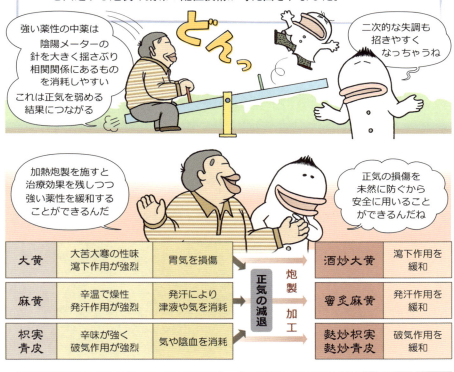

| 大黄 | 大苦大寒の性味 瀉下作用が強烈 | 胃気を損傷 | | 酒炒大黄 | 瀉下作用を緩和 |
|---|---|---|---|---|---|
| 麻黄 | 辛温で燥性 発汗作用が強烈 | 発汗により津液や気を消耗 | 正気の減退 → 炮製加工 | 蜜炙麻黄 | 発汗作用を緩和 |
| 枳実 青皮 | 辛味が強く 破気作用が強烈 | 気や陰血を消耗 | | 麩炒枳実 麩炒青皮 | 破気作用を緩和 |

中医学は人体を整体と捉えるため，症状が限局的であっても，それは全身の陰陽失調の表れにほかならないとみる。治療効果の影で発生する損害を危惧し，炮製によりそれらを回避させる技術からは，中医学の周到な治療理論が垣間みえるね。

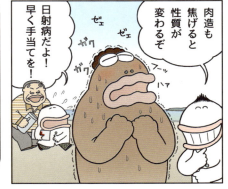

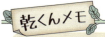

# 加熱炮製の輔料と効能

### 人体にみる陰陽

『道徳経』の「万物は陰を負い陽を抱く」,『易伝』の「一陰一陽, これを道と謂う」などの言葉に代表されるように, 中国古代哲学では宇宙間のすべての生命には陰と陽が存在し, 両者が対立し生み出す動きによって生命活動がつながれていると考えました。陰陽とはその言葉のとおり, 事物の対立する性質を表します。陰陽は対を成し, 昇降出入の動きを生みながらも平衡を保つ性質をもちますが, 同時に互いに消長することで常に変化しています。ですから陰陽とは, 大変素朴な事物の対極性を意味する一方で, 万物に存在する複雑性や多様性も意味しています。

人体における陰陽を例に見てみましょう。例えば気は陽, 血は陰, 体の機能は陽, 肉体は陰です。機能でも興奮性の機能は陽, 抑制性の機能は陰に属します。肉体でも体表は陽, 内臓は陰。内臓でも六腑は陽, 五臓は陰です。五臓でも心肺は上にあり陽, 肝腎は下にあり陰に属します。心肺は陽でも心は

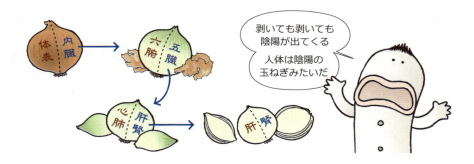

陽中の陽，肺は陽中の陰，肝腎は陰でも肝は陰中の陽，腎は陰中の陰など，『黄帝内経』金匱真言論にみられる「陰の中に陽があり，陽の中に陰がある」の言葉のとおり，人体においても陰陽の果てしない可分性や多様性，そして複雑性をみることができます。

中医学には疾病を陰陽の観点から観察する「八綱弁証」がありますが，この最も基礎的な疾病の診断法を治療へと活かすには，体内のさまざまな陰陽間に存在する相関関係や複雑性の全体像を捉えて，治病防変に役立てることが鍵となります。

## 整体の調和と陰陽平衡

では，この陰陽の概念を，中医学では用薬治療においてどのように活かしているのでしょうか？　例えば中薬の炮製です。炮製の目的は効能効果の増強を目指すケースがある一方，大黄のように効果を和らげるケースも見受けられます。「症状の緩和＝治療効果」という考えに慣れて久しい現代の医学からみた場合，せっかくの作用を弱めてしまうのは理解に悩むところかも知れません。

中医学は整体観を尊重する医学です。整体観では人体を，さまざまな臓腑器官が連携して秩序が取れた生命活動を行っている総合体と捉えます。言い換えると，人体は多様な陰陽が複雑に関係しながらも相互間の平衡を保ち，1つの生命体としての活動を維持しています。中医学において疾病はこの総合体の連

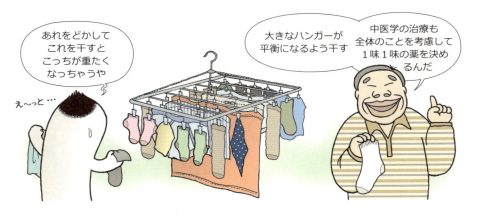

携の失調であるため，疾病治療では不調を呈している局部に観察を限定せず，整体としての連携作用も視野に入れ，全身の調和を図ります。ですからもし症状を緩和するための治療が，その反面で連携作用を阻害するものであれば，中医学ではそれを治療と捉えることはできないのです。

## 陰陽平衡から考える薬性

　もし疾病の原因がある機能の失調であり，服薬によりその機能を回復できたとしても，整体としての調和が成り立たなければ，回復は一過性のもので終わってしまうでしょう。あるいは，もし薬の効果が過剰で相関関係にあるものを著しく消耗してしまう場合には，二次性の失調が出現することも考えられます。そのため中医学では治療において過度な薬効に十分な注意を払い，整体の調和を図ります。大黄などにみられる「生猛熟緩」の加熱炮製による薬性緩和は，この概念から派生したものです。

　薬性が激しければ効果も明瞭です。しかしその明瞭な効果を安易に喜ばず，目指すべき調和に対して必要な度合いを見極める視点からは，中医学の疾病治療に対する周到さをうかがい知ることができます。

# 12 輔料で広がる加熱炮製の役割

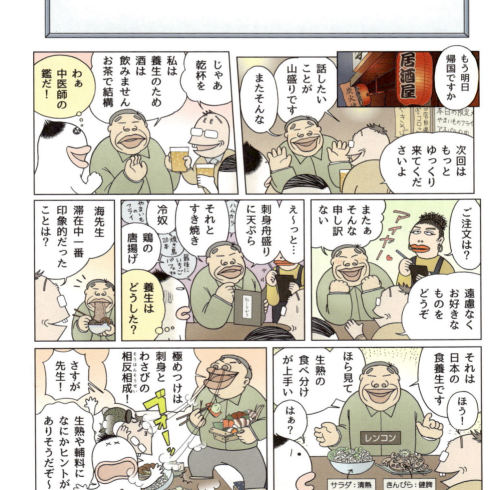

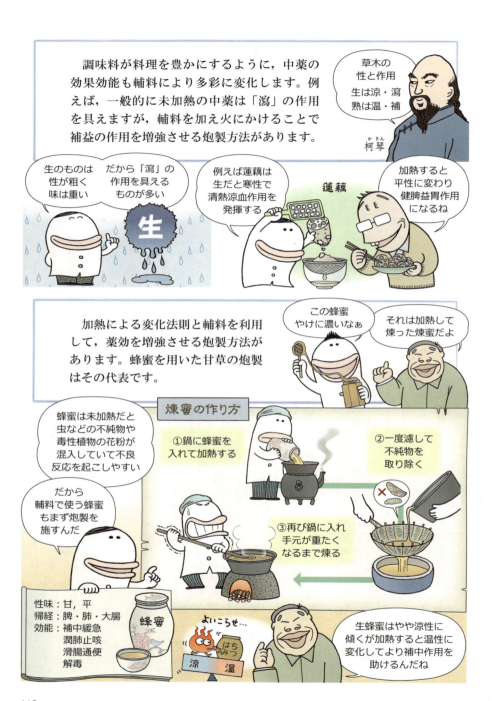

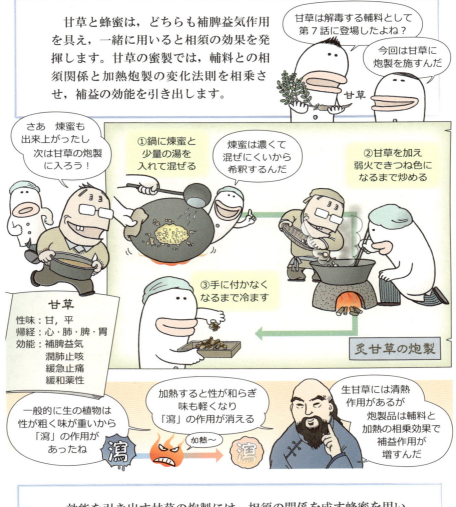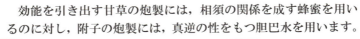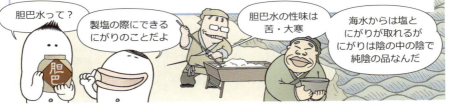

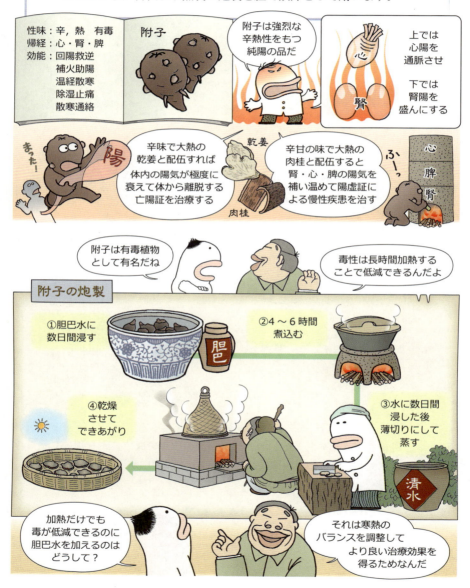

附子の毒性を直接的に低減するのは加熱処理です。では，加熱処理を施すにあたり大寒性の胆巴水を輔料として用いることには，どのような意図が隠されているのでしょうか？
　その答えは，「陰陽の対立と統一」にあります。

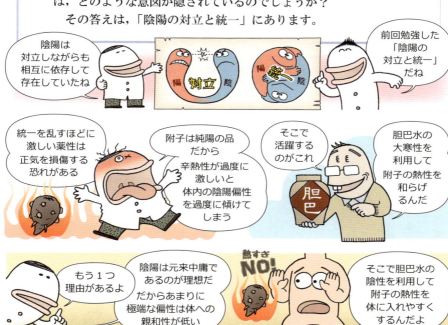

　附子と胆巴水のように，陰陽の対立と統一に着目した中薬の配伍によって，体内の陰陽の均整を取り治療効果を得る方法を「相反相成」と呼びます。

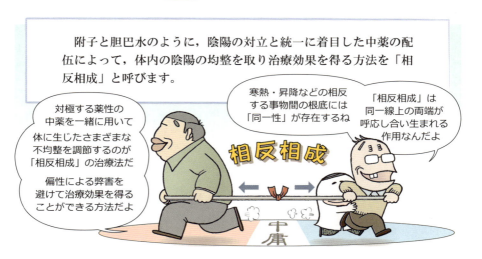

「相反相成」の用薬方法は，後漢時代末期の著書『傷寒論』や『金匱要略』中の方剤に多く用いられたのを出発点に，その後，多くの医家が研究と実践を重ねて活用の枠を広げました。

相反相成を活かした配伍の例だよ

### 相反相成の配伍応用例

| | 種類 | 配伍薬 | 特徴 | 応用 | 方剤中の配伍例 |
|---|---|---|---|---|---|
| ① | 寒熱併用 | 寒涼薬と温熱薬 | ①病邪の駆除と体内の寒熱の病理変化を同時に処置する<br>②寒涼薬による胃気損傷／温熱薬による気陰損傷を避ける | 寒熱錯雑証<br><br>多量の寒涼性／温熱性の薬材を用いる治療 | 半夏瀉心湯<br>温熱薬　寒涼薬<br>半夏　黄芩<br>乾姜　黄連 |
| ② | 昇降両行 | 昇浮薬と沈降薬 | 昇降の失調を調整する | 昇降の気機の錯乱 | 四逆散<br>昇浮薬　沈降薬<br>柴胡　枳実 |
| ③ | 斂散同用 | 辛散薬と酸斂薬 | 生理物質の損傷を避けて邪を散じる | 1）表証で正気虚がある場合<br>2）水飲があり咳喘がある場合 | 桂枝湯<br>辛散薬<br>桂枝<br>生姜<br>酸斂薬<br>白芍 |
| ④ | 行止併施 | 止血薬と活血薬 | 出血に伴う瘀血の生成を避けながら止血する | 各種の出血証 | 膠艾湯<br>止血薬<br>阿膠　艾葉<br>活血薬<br>川芎　当帰 |
| ⑤ | 攻補兼施 | 瀉下薬利湿薬と補益薬 | 導滞や利水による正気損傷を防ぐ | 積滞物を伴う体虚における攻邪 | 猪苓湯<br>利湿薬　滋陰薬<br>茯苓　阿膠<br>猪苓<br>沢瀉 |
| ⑥ | 潤燥合用 | 温燥薬と滋潤薬 | ①温燥薬による津液損傷を避けて化湿する<br>②滋潤薬による阻塞を防いで滋陰する | 陰陽両傷の疾病<br><br>温温病後期や腎虚湿盛証など | 炙甘草湯<br>温燥薬　滋潤薬<br>桂枝　阿膠<br>生姜　酒　麦門冬 |
| ⑦ | 水火相済 | 清心薬と補腎薬 | 心陽と腎陰の交通を効率的に行う | 心腎不交証 | 交泰丸<br>補腎温陽薬<br>肉桂<br>瀉火清心薬<br>黄連 |

120

「相反相成」は，今日までに多くの医家が実践してきた用薬技術です。なかでも陰陽学説の発展に貢献した明代の張景岳は，相反相成の観点から「陰中求陽」「陽中求陰」に代表される陰陽相応による扶正補虚の用薬理論を提唱し，後世に大きな影響を与えました。

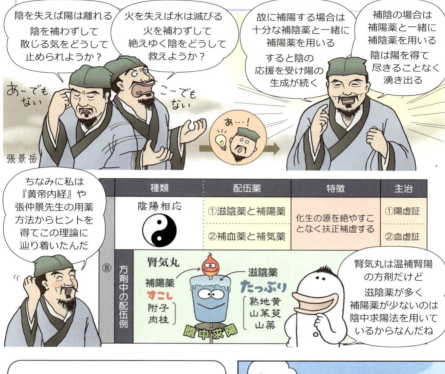

薬性に相反する輔料は治療に矛盾するかと思いきや，同一性を有するもの同士の間では，陰陽対立の統一性から生まれる「相反相成」の働きにより自ら調和をとるんだね。「相反相成」の配伍応用は，意外にも身近な方剤にみることができるんだ。

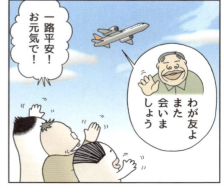

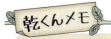

# 輔料で広がる加熱炮製の役割

### 「物質」ではなく「作用」を重視

　特性が相反する薬を組み合わせて治療効果を得る方法を，中医学では「相反相成」と呼び臨床に応用しますが，このような考えは現代医学では矛盾を生じます。現代医学の疾病治療は「物質」がどのような状態であるかを問うものであり，薬剤による治療では電解質・栄養素・ホルモンやその他の生化学反応にかかわる物質，あるいは細菌やウイルスなど，「物質」の調整が中心です。ですから，例えば催眠薬とカフェインなど，かたやアデノシンを阻害し中枢神経を興奮させるものと，かたや GABA 受容体に結合して中枢神経を抑制させるものなど，効用が相反する薬を併用すると拮抗作用を生じ治療効果を得にくくなります。

　一方，中医学では「作用」を重視します。肉体を個々の器官の集まりとは捉

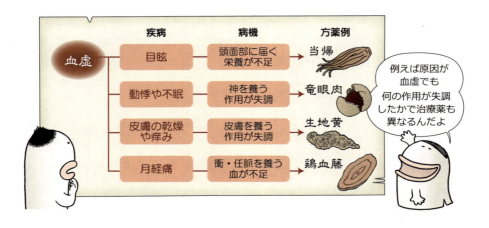

えず，相互に連携して秩序の取れた生命活動を行うものと捉えるため，治療は物質の状態を問うのではなく，作用の失調がいかなるものかを考えます。例えば補血薬類には補血のみならず止血・涼血・活血など，さまざまな効果を併せ持つものが存在しますが，これは単に血の不足を補うことではなく，血の不足によって失調した作用の回復こそが治療であると捉える姿勢が映し出されているからです。

## 矛盾の中に見いだす同一性

では，相反しながらも効果を成すのはなぜなのでしょうか？ 中国古代哲学の陰陽学説では，万物は陰陽のいずれかに帰属することができるとされています。春秋時代前期の書『管子』には「日掌陽，月管陰」（太陽は陽を，月は陰を掌中にする）と書かれ，人びとは早くから昼夜や晴雨，春夏秋冬などの自然現象から，陰陽の初歩的な観察を行っていました。そして遂には，光の消長で昼夜が存在することや，気の交流で晴雨や四季がもたらされることなど，それらの自然現象は同一性を具えるもの同士の間に存在する変化の極点であることに観察が至ります。この同一性こそ，「相反相成」の中薬配伍による奇功な効果を生み出す要因です。

相対する特性をもつ中薬の間には同一性が存在します。寒熱や昇降などは，物質中のある特定の性質を言い表すものであり，それぞれはその性質の両極を指すにすぎません。ですからたとえ相対していたとしても，双方の薬は潜在的な同一性を有しているのです。そのため相対する2薬を同時に配伍すると，陰陽の相互対立と統一の法則に則り，相互制約・相互消長して釣り合いを取り，結果として生態活動を調和します。

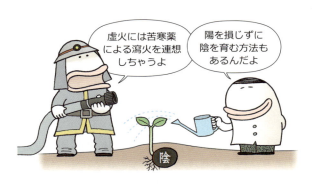

明代の医家・張景岳は，陰陽学説に関する研究に特化した功績を残した人物です。陰陽の互根互損の相互関係を重んじ，「陰中求陽」「陽中求陰」に代

表される陰陽平調の治療法を応用した処方を数多く残しました。なかでも左帰飲や左帰丸は，真陰不足が原因の盗汗や口渇を治療する補陰剤でありながらも寒涼薬を一切用いず，甘温の品の使用に徹しており，陽中求陰による陰陽平調思想が体現された景岳の代表方剤です。

## 食養生にみる相反相成

「相反相成」の概念は用薬以外に，食養生にも活かされています。北京の名物「北京烤鴨」(北京ダック)は，陰性の鴨肉の表面に温性の麦芽糖を塗布し，調理方法は陰性の水を用いた煮込みではなく，陽性の強い直火を用いて炙り焼きにした料理です。このように温熱性のものを組み合わせ，食品の偏性を和らげており，寒い地方において陰性の鴨肉を食す「相反相成」の智恵が活かされています。同様の工夫は，古くから中国伝統医学の影響を受ける日本においてもみられます。刺身や寿司に用いるわさび，冷奴の生姜，あるいは鍋物のしらたきなど，伝統的な日本食にも，寒熱が相反する食材を上手く組み合わせる食文化が息づいています。

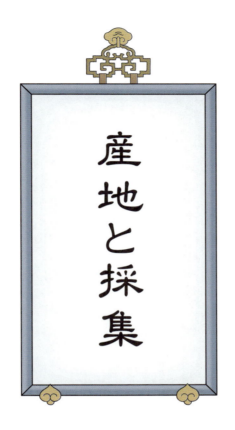

# 産地と採集

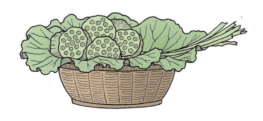

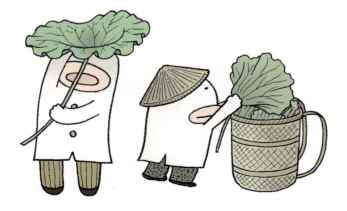

# 13 生育地と薬性

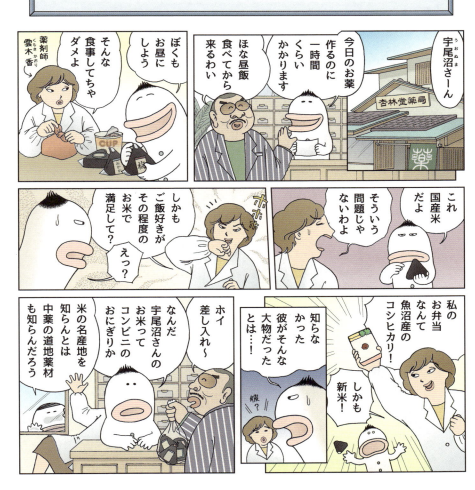

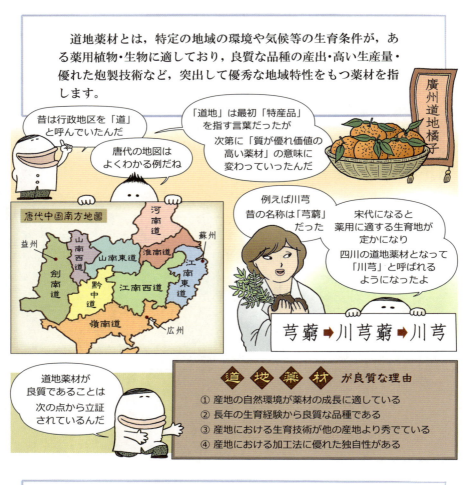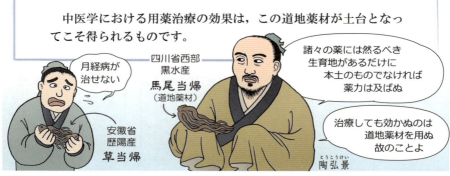

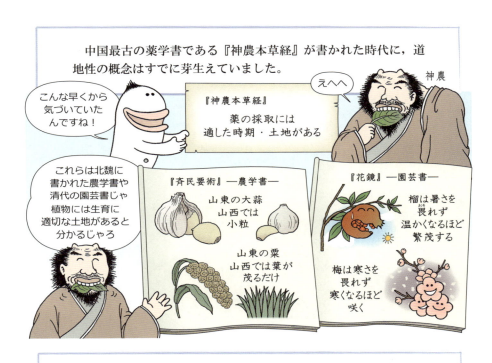

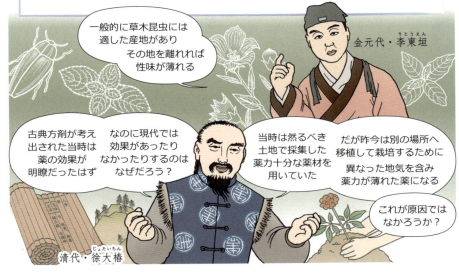

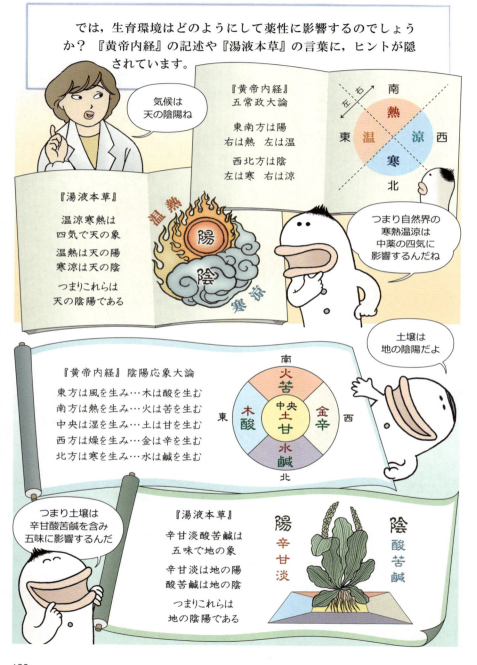

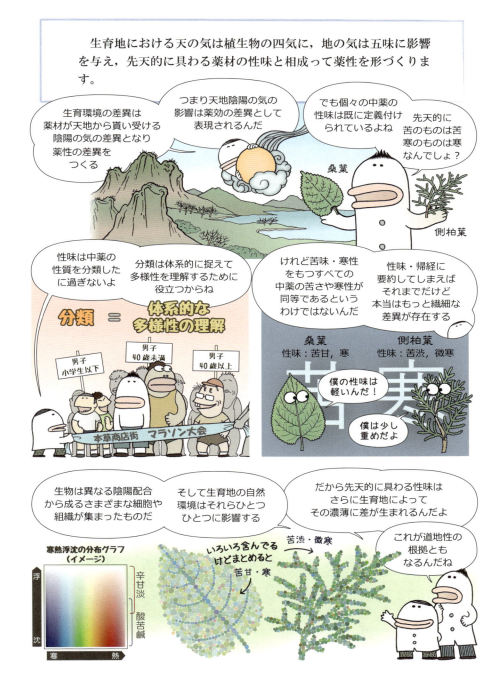

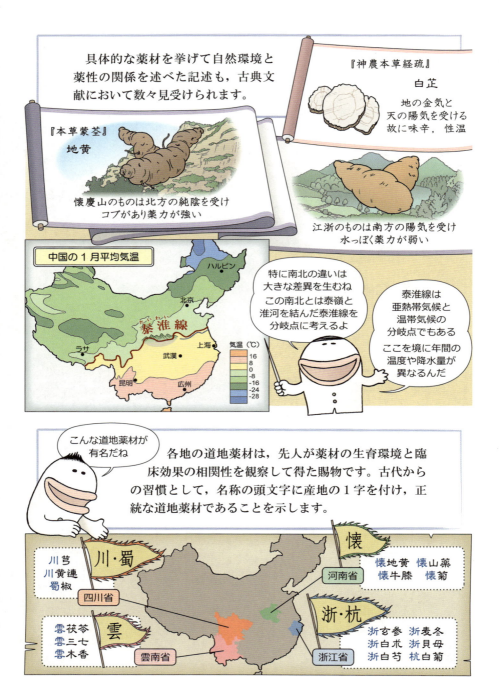

道地薬材の背景にあるものは，生育環境がもたらす植生物の多様性です。この多様性には同種間の差異のみならず，異種間の薬材にみられる薬性の類似性も含まれています。先人はこれを「遠縁類効」と称し，道地薬材の一種として運用を研究しました。

- 道地性は主に同じ種の植生物に対して論じられる
- しかし中には同じ名称であっても　種が全く異なる中薬もあるんだ

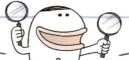

| | 懐牛膝 | 川牛膝 | 川貝母 | 浙貝母 | 北沙参 | 南沙参 |
|---|---|---|---|---|---|---|
| 圖 | | | | | | |
| 性味 | 苦酸，平 | 甘微苦，平 | 甘苦，微寒 | 苦，寒 | 甘微苦，微寒 | 甘，微寒 |
| 特徴 | 補益肝腎 | 活血祛瘀 | 潤肺化痰 | 清火散結 | 清肺 | 潤肺 |

- この言葉のとおり万物は気の集合体として形を成すんだよ　この考えを中薬に当てはめると性味の差異は形状にも差異を生じ作用にも影響しているんだ

『医門法律』
気が聚れば形を成し
気が散じれば形を無くす

聚　散

- 繊細な薬性の差異が種の違いとなる「遠縁類効」のような道地薬材を生んだんだね

　薬性とは，植生物自身と自然環境という2つの要素が，相互に影響した結果を概括したものなんだね。
　道地薬材とは多様に存在する植生物の中でも，効果と運用が確立された，薬として高い臨床意義を持つものなんだ。

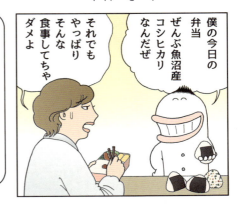

僕の今日の弁当ぜんぶ魚沼産コシヒカリなんだぜ

それでもやっぱりそんな食事してちゃダメよ

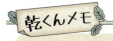

# 生育地と薬性

### 道地薬材はなぜ良質か

　小さな島国である日本ですが，北は北海道から南は沖縄県まで，バラエティーに富んだ自然環境が存在します。広大な国土を有する中国において，各地域における気候風土の特異性は，日本にみるそれよりも遥かに多様に存在します。そして古代では，自然環境の多様性が中薬の生育にどのように影響し，性味や効能といかなる相関性をもつのかという疑問が，医家たちの探究心を沸き立たせ道地性の概念の源流を生みました。

　陰陽学説では事物の特徴を陰陽のいずれかに捉えて観察します。例えば，私たちは地球という宇宙空間の一部分に生きていますが，陰陽学説では天を陽と捉え，地を陰と捉えます。地球上のすべての生物は天と地の間に存在することから，それら生物の成り立ちには，天の陽と地の陰の気の双方が影響を与えます。そして自然界の陰陽である天地の気の濃薄は，個々の植生物の陰陽偏性の特殊性を作り出し，四気五味に代表される薬性の差異を生じます。総じて天地陰陽の気は，薬材の生育に対して大きな影響を与え，中薬の品質に直接かかわる重要な要素であるといえます。

　ある地域における天地陰陽の気の濃薄が，植生物に先天的に具わる薬性の濃薄にぴったり合致すると，その地域はその植生物にとって突出して生育環境が適合した地となり，優れた薬効を具える薬材を育みます。このような地域性と薬性の相関関係についての観察は，『神農本草経』においても記述がみられるほど早くから始まっていました。そして良質の薬材を「道地薬材」と称するようになったのは，薬性理論が円熟期に達した明代以降といわれています。

## 天地と薬性の関係

中薬学ではどのように天と地の気を捉えているのでしょうか？『黄帝内経』では春夏秋冬の四季，あるいは東南西北の地域に発生する「温熱涼寒」の気候変化を天の気として捉えており，地の気については「酸苦甘辛鹹」の五味を生じるものとして捉えています。そのため天の気は中薬の四気に，地の気は五味に最も影響を与えます。それでは薬性とは，どのように形成されるのでしょうか？薬性とは，植生物自身と自然環境という2つの生命体同士の間に存在する多種の要素が，互いに影響を与え合い変化した結果です。この「植生物自身の要素」とは，植生物が具える先天的陰陽偏性です。植生物には陸を好むもの・水中を好むもの，日向を好むもの・日陰を好むものなどが多様に存在し，それぞれは種ごとにある一定の陰陽偏性を先天的に具えています。もう一方の「自然環境の要素」とは，気候や土壌，周辺生物の存在や地形などの環境条件です。これら2つの要素が影響し合うことで植生物中に四気五味が蓄積され，薬性となります。そして植生物の先天的陰陽偏性に対して環境的条件が高度に合致する場所が，道地薬材を育む土地となります。

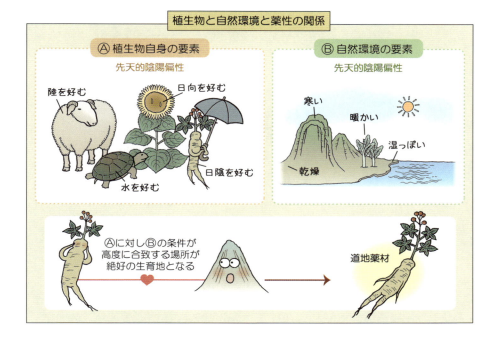

植生物と自然環境と薬性の関係

## 天と地と人

　地球上に存在する生物は命名されているものだけでも200万種ほどあるといわれ，実際にはその数倍〜数十倍の存在が推定されているといわれています。この事実からはまさに，陰陽が作り出す変化の多様性・複雑性をみることができます。

　では多様に存在する生物の中で，人間とは如何なる存在なのでしょうか？『黄帝内経』宝命全形論では「人は地に生まれ，天と懸かり（関係するの意）生きる。天地の気が統合し生まれる命が人である」と書かれています。道教哲学では事物間に存在する主要な要素3つを取り上げ「三宝」と称しますが，道教思想を受け継ぐ中医学基礎理論においても，「天地人」あるいは「精気神」といった三宝の概念が存在します。天地の陰陽はさまざまな気象変化や多種多様の生物を生み出しますが，その中で最も高度かつ神奇な生物が人間です。

　人間の体では精気が神を生みます。この神とは，生態の新陳代謝や精神活動等を含み多彩な変化を意味します。つまり人間とは，自然界を体現するほどに均衡のとれた先天的陰陽偏性を持ち，多彩な変化を生じることができる生物なのです。そのため自然界の摂理を人体の仕組みに当てはめて考え，動・植・鉱物を薬として用いることができるとして，中医学の誕生につながったと言われます。

## 14 生産技術の道地性

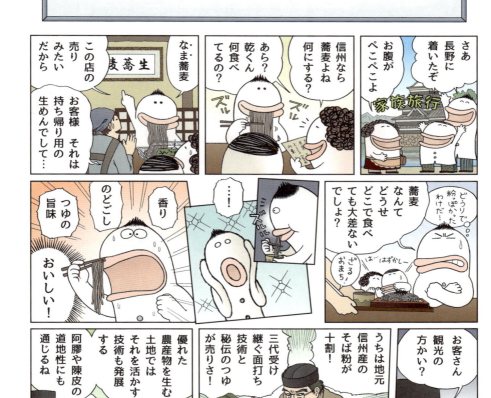

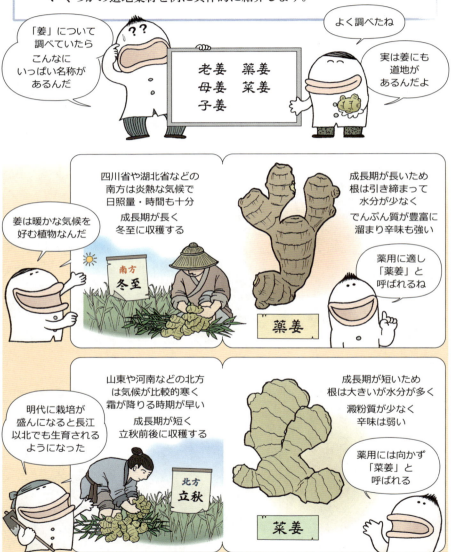

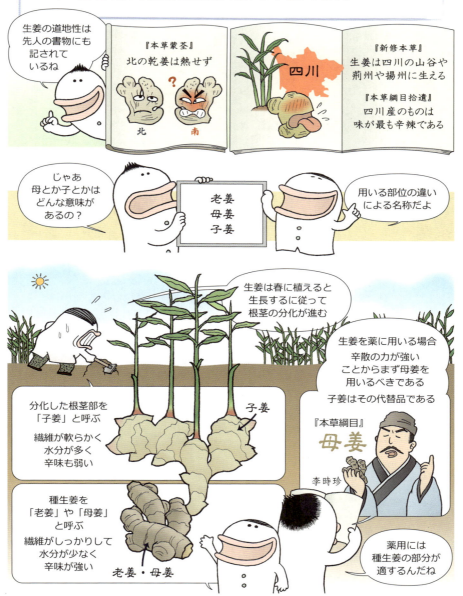

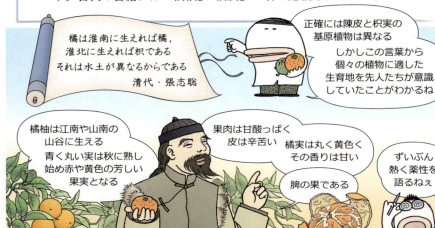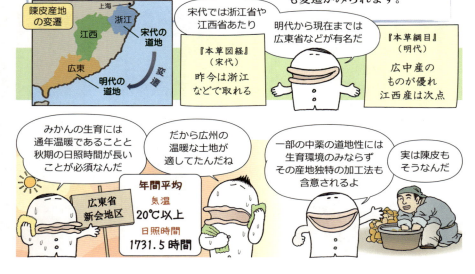

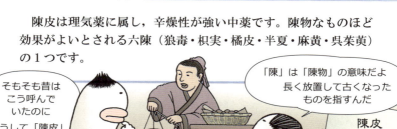
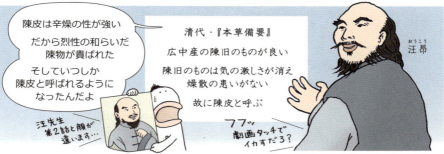
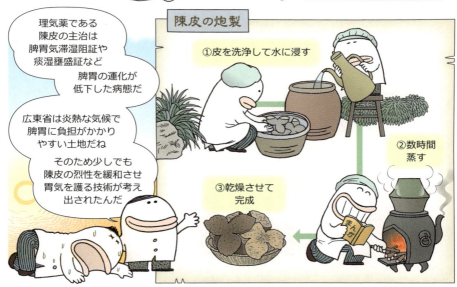

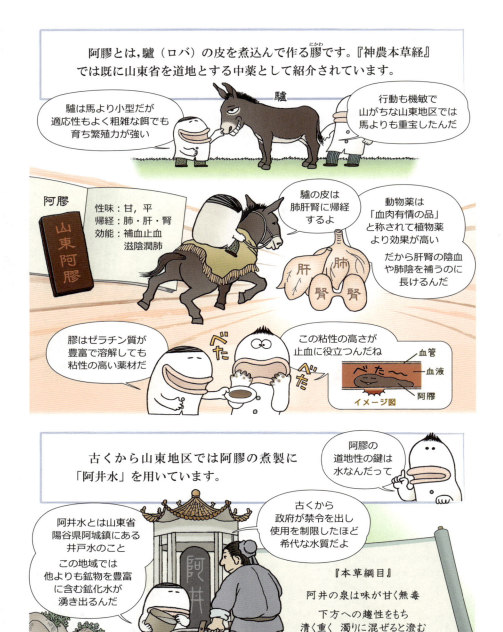

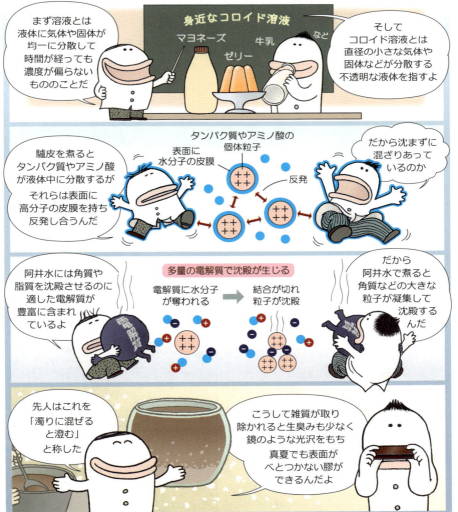

阿膠・陳皮をはじめとする道地薬材は，先人が生育と薬効の関係や炮製技術を研究して得た，自然物と人間の智恵との結晶です。

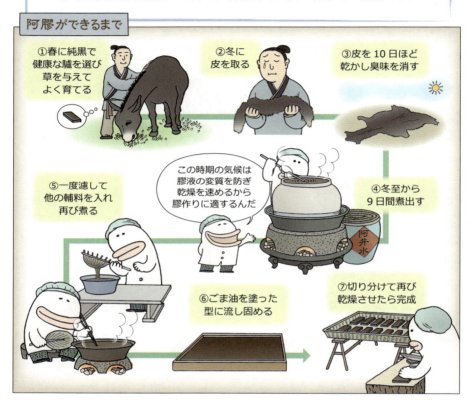

阿膠ができるまで

①春に純黒で健康な驢を選び草を与えてよく育てる

②冬に皮を取る

③皮を10日ほど乾かし臭味を消す

④冬至から9日間煮出す

この時期の気候は膠液の変質を防ぎ乾燥を速めるから膠作りに適するんだ

⑤一度濾して他の輔料を入れ再び煮る

⑥ごま油を塗った型に流し固める

⑦切り分けて再び乾燥させたら完成

道地性には植生物と生育環境のマッチングの意味のほかに，薬材をより良質へと高める技術や智恵も含まれているんだね。工業生産品である現代医薬に慣れた僕は，土地や気候，作り手の技術の違いがこんなにも薬効に影響するなんて思わなかったよ。

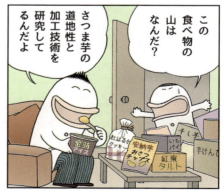

この食べ物の山はなんだ？

さつま芋の道地性と加工技術を研究してるんだよ

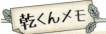

# 生産技術の道地性

### 本場には本質がある

　海外の大衆的な寿司屋で食べると，昆布絞めや数日寝かせた濃厚な旨みがする職人の技を利かせたネタには，なかなか出くわしません。寿司は健康志向の波に乗り世界中に広まりましたが，表面的な部分のみ伝わったため，日本で食されているような繊細な味が海外で再現されることは稀でしょう。これは日本における中薬の存在と似ているのかも知れません。例えば生姜は大変馴染み深い食材の1つです。しかし料理に用いる生姜と，中薬として用いる生姜に違いがあるということは，中国や台湾において一般的であっても日本ではあまり知られていません。

　別の視点からは，富山の鱒の寿しや函館のイカめし，静岡の鰻の蒲焼など，良質な生産物と当地の優れた加工技術が相成り生み出された絶品が日本各地に存在します。これと同様に，中薬においても陳皮や阿膠のように，生育条件のみならず更なる付加価値を持った道地薬材が存在します。

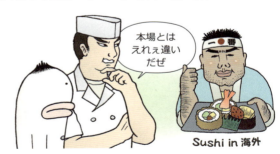

### 誤りは薬か診断か？

　原因と症状との因果関係が明瞭な場合であっても，処方した方薬が功を奏さ

ない場合があります。このような
経験をもつ治療者は少なくないで
しょう。見立てが誤っている場合
もありますが、使用薬材の質に起
因する場合もあります。同様の問
題には、先人たちも直面しました。
清代の呉鞠通は、ある日浮腫の
患者を治療しました。しかし処方
した五苓散が効かず、小便が通
じません。15日間服用させても
効果が現れなかったため、薬の
質を疑い、道地薬材である青花

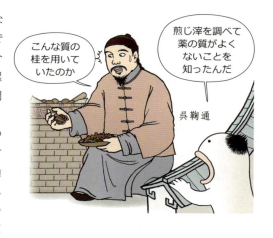

桂（現在のベトナム青化地区産の肉桂）を用いて治療に当たったところ、その
晩に小便が通じたという体験談を『呉鞠通医案』巻三・腫脹に残しています。

　このように、薬材と治療効果は大変密接な関係にあります。しかし残念ながら、
エキス剤が治療薬の主流である日本では、用いる薬材に対し、生産地や炮製
方法などを細かく要求することができないのが実情です。加えて道地薬材や炮
製などは広く周知されていないため、上質な薬材やそれらを用いたエキス剤の
流通は、中国や台湾などの国々と比較すると多くはありません。例えば葛根湯
や桂枝湯の変方は日本でも利用が可能な風寒感冒治療剤ですが、桂枝や生
姜の概念が日本独自のものであることから、古典的な配薬意義とは異なるものと
なっています。類似したケースは他にも多々存在しますが、なぜこのような状況
になったのでしょうか？

## 薬への理解が変えゆく用薬環境

　日本の近代医学史を簡単に振り返ってみましょう。日本における伝統医学へ
の見識は、明治時代に西洋医学が公式に用いられたことを機に低下します。
その後近代化が進み、1960年頃になると化学医薬品による副作用が問題となり、
伝統医学に再び関心が注がれるようになります。1980年代に入ると中国との研
究交流が盛んになり、以前よりも豊富に情報が交わされるようになります。1989
年には「日本薬局方外生薬規格」が作成され、伝統医学に用いられる薬材の

運用をより幅広く検討するようになります。その後は世界的に自然回帰志向が流行り現在に至ります。このように振り返ってみると，伝統医療を臨床に運用することが今のように盛んになったのは，実に1980年代以降の出来事であり，未だ数十年の歳月しか経っていないことがわかります。言い換えると，日本の伝統医療は一度その体系を失った後に再構築され，目下その途上であるといえるのでしょう。そして再構築にあたり，近代日本に伝承されていた古典的知識が僅かであったため，中国・台湾と異なる用薬の理解に至ったのではないでしょうか。

　現在の日本では，道地薬材であったり必要な炮製を施した中薬を用いる治療は，ごく一部の場合に限られているのが現状です。しかしながら，長い歴史を経て先人が築き上げた用薬技術から，人体と中薬との関係性の本質を学び取り，目の前の臨床に活かすことは困難なことではありません。また，理解を深め良質の薬材を求めていくことは，高い水準での伝統医療の再構築を叶え，よりよい治療環境へと状況を変えていく1つの手段です。そのためにも，私たちは先人が残した智恵を，少しでも多く学び取る努力を惜しんではならないのでしょう。

# 15 中薬の採集と季節

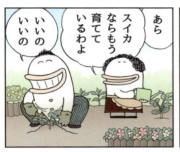
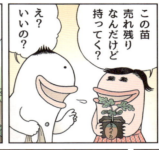
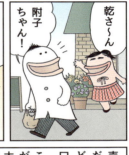
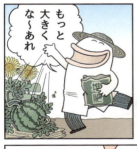
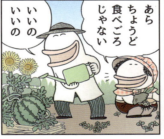
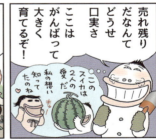
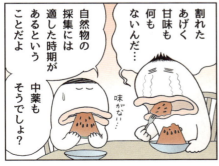
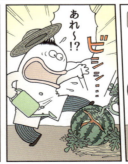
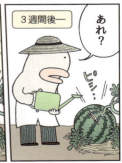

天然の食材には旬がありますが，優れた中薬を採集するためにも，生育環境のみならず相応しい採集時期が存在します。

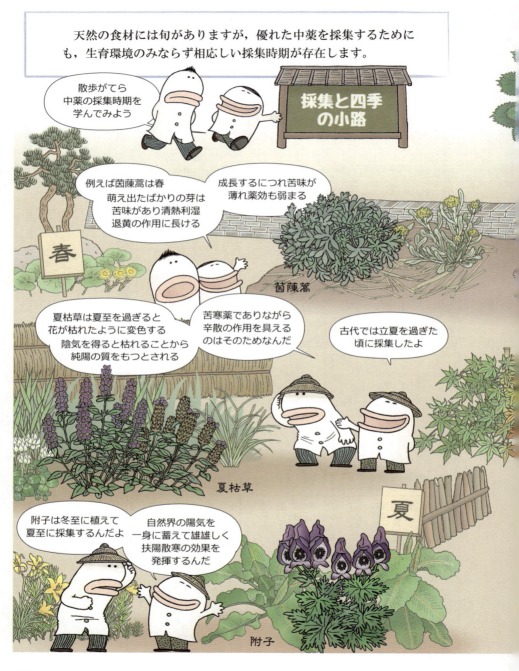

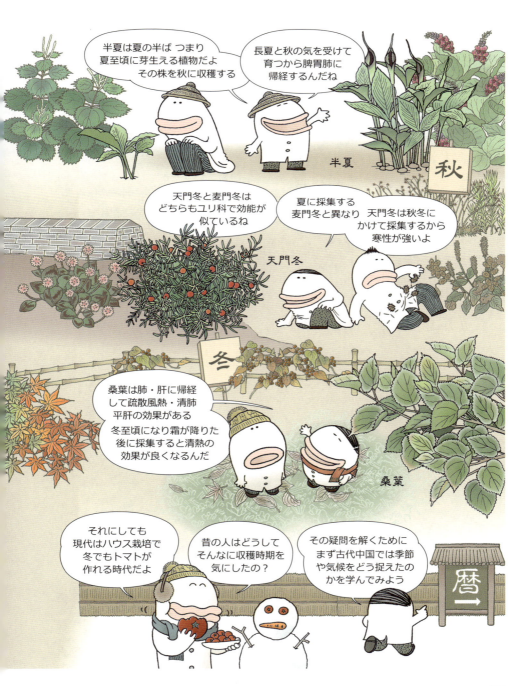

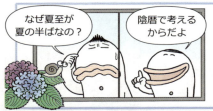

古代における四季の概念は陰暦に基づくものであり、陰暦とは自然界の陰陽変化の観察を基に考えられた暦法を指します。

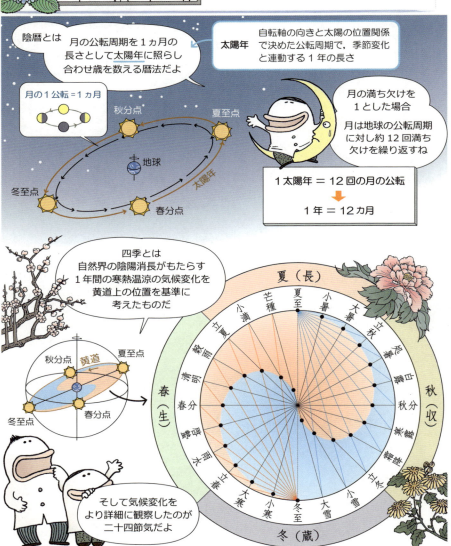

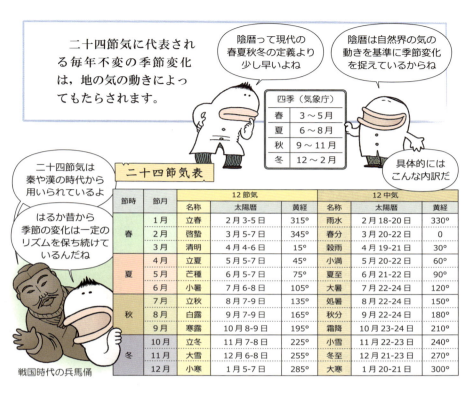
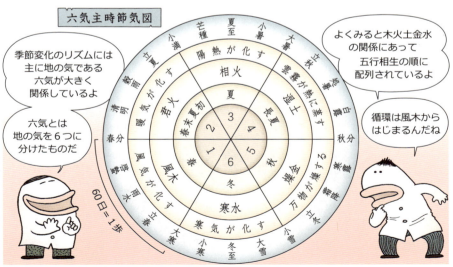

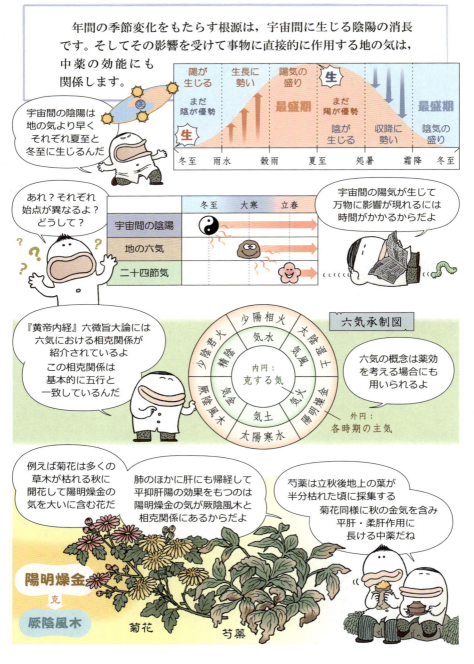

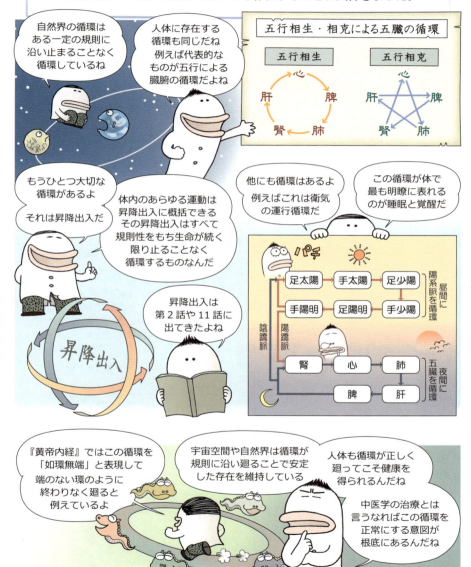

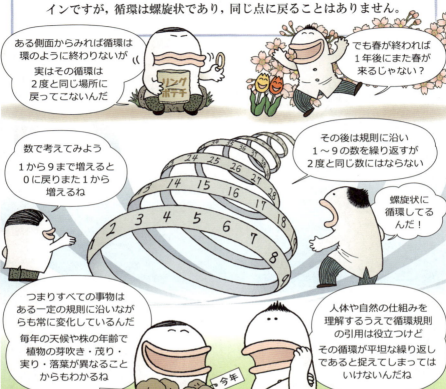

循環規律とは循環が辿る経路を体系的に理解するためのガイドラインですが，循環は螺旋状であり，同じ点に戻ることはありません。

ある側面からみれば循環は環のように終わりないが実はその循環は2度と同じ場所に戻ってこないんだ

でも春が終われば1年後にまた春が来るじゃない？

数で考えてみよう 1から9まで増えると0に戻りまた1から増えるね

その後は規則に沿い1〜9の数を繰り返すが2度と同じ数にはならない

螺旋状に循環してるんだ！

つまりすべての事物はある一定の規則に沿いながらも常に変化しているんだ 毎年の天候や株の年齢で植物の芽吹き・茂り・実り・落葉が異なることからもわかるね

去年 / 今年

人体や自然の仕組みを理解するうえで循環規律の引用は役立つけどその循環が平坦な繰り返しであると捉えてしまってはいけないんだね

四季とは自然界の陰陽消長の変化による表現であり，定められた時期に中薬を採集するのはこれが理由なんだね。自然界や人体には終わりのない循環が存在するが，その循環は一定の規律に沿いつつ，都度異なるステージをまわっているものなんだ。

今回もフラれた〜

見事に同じ循環を毎度繰り返すね 打たれ強くなった姿に変化を感じるなあ

勘違い / アタック / フラれる

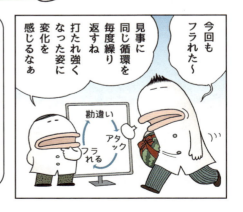

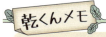

# 中薬の採集と季節

### 天と地がつくる気候と気象

　何気なく暮らす毎日の中で，季節が変わり廻ってゆくことを，私たちはごく当たり前に受けとめています。現代では，四季の変化は地球が太陽の周りを公転して生じる距離の変化で起こるという認識が定着しています。しかし古代中国において季節変化は，天と地による気の消長運動であると考えられ，必ずしも太陽のみの力によってもたらされるものではありませんでした。4月には暖かくなり，7月には暑くなり，10月には涼しくなるなど，毎年不変の季節変化は地の気の動きによるものと考え，「今年の冬は暖冬だった」「雪が多かった」など，年によって変化する気象は天の気によるものと考えました。

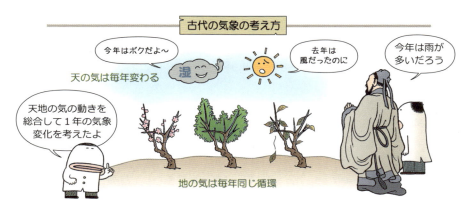

### 良薬に不可欠な採集時期の理解

　二十四節気は現代の日本でも季節を表す場合に用いられますが，多くの方々

157

が現代の季節感とのずれを感じるのではないでしょうか？　これは，陰暦は季節変化をもたらす大もとである陰陽の気の消長運動を基に考えられたものであり，現代の季節感は事物に現れた明瞭な変化を基にしているからです。

　季節変化の観察において現代と古代とで大きく異なるもう1つの点は，秋冬の観念です。秋冬にみられる植生物の活動の弱まりは，現代では太陽高度が低くなることで地表面の温度が下がることに相関すると考えられています。しかし陰暦においては，収引・封蔵に代表される陰気の働きが優勢となり起こるものと考えられています。言い換えると，秋冬にみられる落葉や冬眠などの植生物の変化は，活動の弱まりではなく，収引・封蔵の陰気の動きに随順した活動の一端です。

　季節に応じて変化する自然界の陰陽の気は，中薬の薬性や収穫時期を考慮するためにも不可欠な要素です。例えば本編の冒頭で登場した茵蔯蒿は，「正月に茵蔯，二月に蒿，三月に茵蔯は薪になる」とうたわれ，適切な収穫時期を過ぎると薬用に適さないことが古代より伝えられています。このような薬性と採集時期との関係性について，唐代の孫思邈は「薬を採集するにあたり，相応しい時節や適切な加工を知らなければ，たとえ薬の名を付けたとしても，薬としての実質が伴わない」との言葉を残し，季節の理解や採集時期の厳守などが，質の高い薬材を得るうえで必要不可欠であると説いています。

## 循環と終わりない変化

　中国古代哲学では，陰陽学説と五行学説などの，自然界に存在するさまざまな普遍的変化法則を尊重します。初学者は陰陽や五行を，事物の体系的な属性とのみ捉える傾向にありますが，それぞれは事物の属性を示すと同時に，あらゆる事物に共通して存在する普遍的な運動変化の法則でもあります。例として陰陽の属性から気血を考えると，陰である血は栄養を与え冷却する働きをもち，陽である気は推動し温煦する働きをもつ理解できます。一方で，気血は相互に制約を与えながらも依存し合い，相互に転化して存在しています。気は血の栄養と冷却があってはじめて正常な温煦や推動作用を発揮し，血は気の推動と温煦があってはじめて流動し適度な冷却ができます。互いの生成に関しても，血という栄養物質を基に気が作られ，気という動力によって血が作られます。このように気血の運動変化の法則を知ることは，どちらかの機能の失調によっ

て副次的に何が影響を受けるのかを考えたり，あるいは治療において一方の機能を回復させるためには相関関係にあるもう一方をどのように扱うべきなのかを考慮することを可能にし，治療の質を高めることにつながります。蔵象においても同様です。五臓における関係性において，互いに何を助け何を制約することで運動が正常に循環しているかを理解することは，人体を扱うには重要なことです。

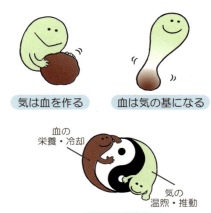

もうひとつ大切なのは，循環運動そのものも時間の矢の方向へと常に運動を続けているという事実の認識です。循環運動はあるパターンを反復するものであっても，その質は毎回異なります。先人が薬材の収穫地や炮製方法に思考を凝らしたことは，彼らが早くから今年の暑さが昨年と違うこと，あるいは今年の寒さが来年と違うことなどから，この事実に気付いていたからにほかなりません。

これは人体でも同様です。体内のさまざまな循環は，同じパターンを反復しつつも時間の矢の方向へと変化を続けています。天癸や天年は，時間の矢の方向へ向かう運動中にみられる生態変化の特徴を表したものであり，昨今では日本においても広く認識されています。しかし一方で，時節などの小さなサイクルが，それらを生み出す源流であるという認識は未だ高くありません。例えば，日本での漢方薬服用による副作用の要因の1つとして考えられているものに服薬期間がありますが，これは中医基礎理論に基づく時節と生態の経時変化の関係を把握し，同じ人物であっても時間と共に変化している側面が必ずあることを認識すれば，回避する余地のあるものなのかも知れません。

# 16 採集時期と取象類比

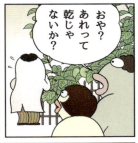
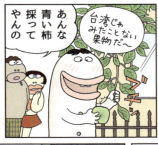
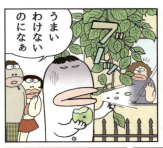
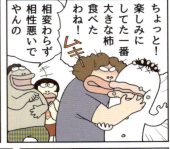
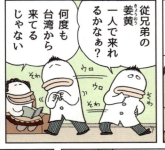
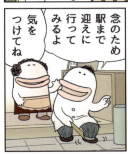
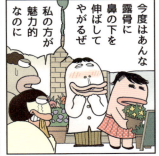
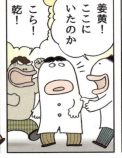
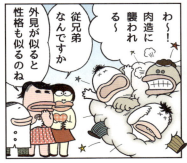

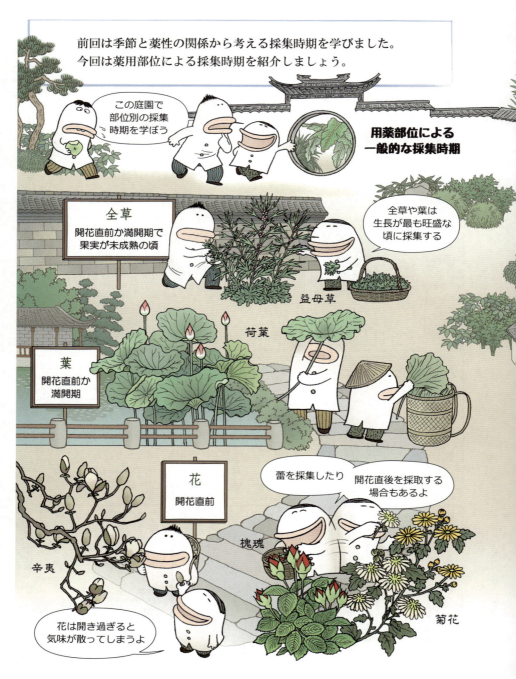

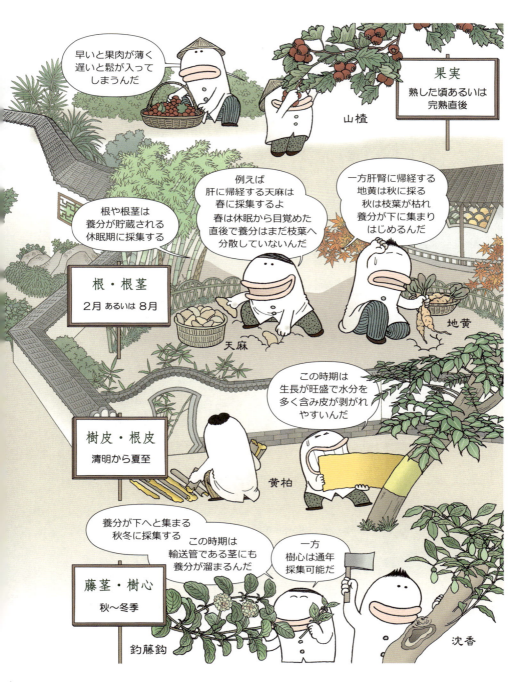

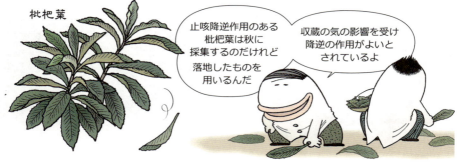

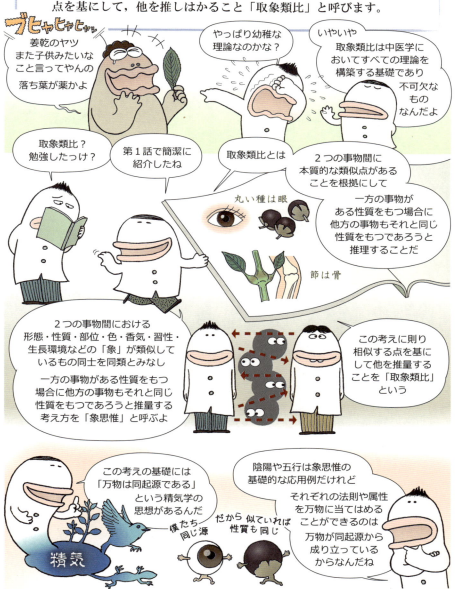

象思惟と薬性はとても密接な関係にあります。先人は長年の臨床経験を基に，中薬の四気・五味・昇降浮沈・帰経・効能などを自然界や人体のさまざまな事物に類比させて，各薬材の効能を打ち立てました。

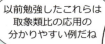
以前勉強したこれらは取象類比の応用の分かりやすい例だね

質の軽重で考える趨性

軽く空疎なもの → 昇浮
重く充実したもの → 沈降

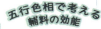
五行色相で考える輔料の効能

 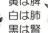 

青は肝
赤は心
黄は脾
白は肺
黒は腎

取象類比から中薬の効能を考える際 主な柱となるのがこれらの要素だ

中薬薬理学における取象類比法の応用

## ① 薬材の形態に基づいた効能

例：

中が空洞のものは発汗

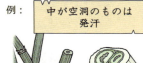
麻黄　　葱白

支えるものは保胎

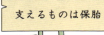
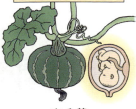
南瓜蒂

分泌液が乳汁に似て乳癰を治す

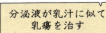
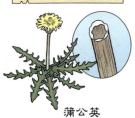
蒲公英

## ② 薬材の生態に基づいた効能

例：

昼に鳴き夜に止む・澄んだ鳴き声

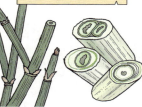
失音や夜啼症を治す
蝉蛻

トンネルを掘る習性

癥を散じ通経する

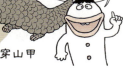
穿山甲

この「経」は経絡や月経のことだね

## ③ 薬用部位に基づいた効能

例：

| 中心は心 | 枝は四肢 | 皮は皮膚 | 花は生殖器官 |
|---|---|---|---|
| 清心する | 四肢の関節を通す | 水腫を治す | 月経を調える |

蓮子心

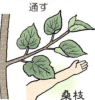
桑枝

生姜皮

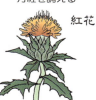
紅花

## ④ 薬材の色に基づいた効能

例：**紅は黒で止まる**

炭製による止血効果

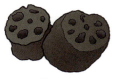
藕節炭

相克関係　黒　紅

五行相克関係では黒が紅を抑制するからだね

## ⑤ 薬材の生長環境や季節に基づいた効能

例：**水辺に育つ植物**

利水滲湿する

沢瀉

**常緑樹で冬でも葉が枯れない**

髪を黒くする

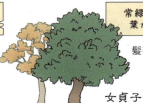
女貞子

---

取象類比は中薬以外にも応用されているよ
五臓六腑のこんな特徴も取象類比によるものだね

### 天地と臓腑の取象類比

| 六腑 | → 天に似る | 地に似る ← | 五臓 |
|---|---|---|---|
| 水穀と糟を通し 満たさず泄す | 陽の象 | 陰の象 | 精を 満たし瀉さず |

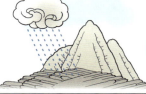

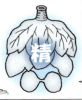

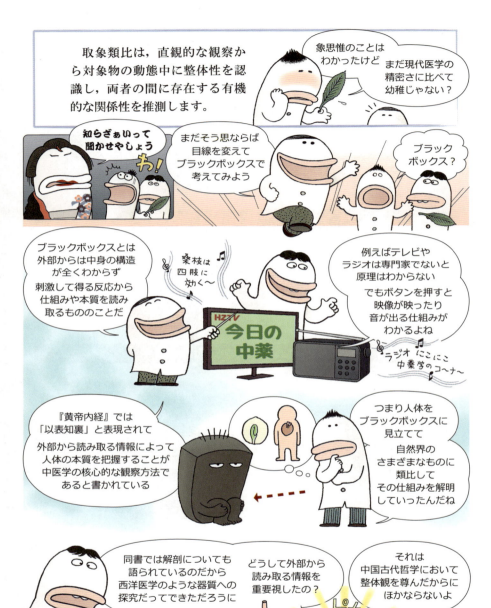

象思惟は強い想像力と創造性を具え，時には論理法則では不可能なスケールで本質を捉えます。中医学において人体観察の基礎を形成する，欠くことのできない思惟方法です。

整体とはさまざまな部位が相互に影響を与えながらも統一して働きを成す系統(システム)のことだったね

中医学は生命の本質が臓器や器官の単体的性質ではなくそれらの統一調和による働きであるということを早くから知っていた

そして人体に存在する高度に複雑な整体性の本質を理解するにあたり人体同様に整体でありブラックボックスである他の生命体と類比したんだ

長年の経験から得た類似物間の法則性は人間の直観的な観察の蓄積だよ数学的論理や機械的な情報処理では決して得ることのできないものなんだ

象思惟は薬性理論のみならず中医学全般に活かされているよ

蔵象・経絡・舌象・脈象などの診断方法や治法 など

まさしく中医学の基礎を支える思惟なんだね

中医学における象思惟や取象類比は，すべての生命体が同起源であるという唯物論的な推測を前提に，それぞれに内在する共通性を非常に素朴な方法で観察したものなんだね。
　安易な類似点の比較ではなかったのに驚いたなぁ！

せっかく昼間のお詫びに来たのに失礼ね

ひえ～！

怯える姿もそっくり同じだ

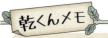

# 採集時期と取象類比

## 象思惟と中医薬理

「象」とは，意想や想像を意味します。韓非子・『解老篇（かいろう）』では「生きた象を眼にすることは稀であり，骨からその姿を想像する。故に想像したものを象と謂う」と書かれ，古代中国において未だ見ぬ象を想像したことから，「象」とは何かをイメージすること，あるいはイメージしたものを指す言葉となりました。

中医学の用薬治療と象思惟は不可分な存在です。中薬の効能を理解するうえで，四気五味や帰経などの薬性は大きな要素となることを先に紹介しましたが，同時に象思惟も薬効を認識するために重要な役割を担っていました。例えば升麻は，風に煽られても倒れず直立する姿から，熄風定愕の作用があるとされます。また桑螵蛸はカマキリの卵鞘ですが，卵の集まりである象から，男女の不妊症に用いられます。このように取象類比は，四性五味・帰経以外を根拠とした場合に薬効を論じる際の核心的な思惟方法になります。こうした取象類比による薬理を「法象薬理」と呼び，「物従其類，同形相趣，同気相求」（万物はそれぞれの特徴に従い集まり，同じ形のものは同じ趣勢を持ち，同じ気のものは互いに求め合う）という言葉は，法象薬理の原則を最も端的に要約したものです。

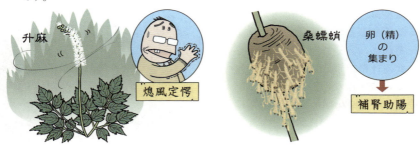

## 象思惟は中国古代哲学の礎石

　象思惟はまた，四性五味や帰経とも深く関係します。なぜなら四性五味や帰経において中枢を担う理論は陰陽五行学説や蔵象学説ですが，それらは象思惟を基礎として成り立っているからです。

　陰陽は『管子』において「日掌陽，月管陰」（太陽は陽を，月は陰を掌中にする）と書かれていますが，明と暗，寒と熱，静と動など，対極する2つの「象」に識別して事物を捉えています。また五行は『尚書』・洪範の「水は潤下，火は炎上，木は曲直，金は従革，土は稼穡」に代表されるとおり，万物を構成する5種の元素を意味し，それぞれは異なる陰陽構成をもつ5種の物質の「象」です。薬性理論において気は陽，味は陰，四気は天，五味は地の象に帰しますが，これら薬性理論の根本である陰陽五行学説や蔵象学説自体は，このように象思惟から成り立っています。

　蔵象学説は，中医学における象思惟応用の代表例です。『素問』五臓生成で「五臓之象，可以類推」（五臓の象は類似するものから推測できる）とあるように，中医学における人体の理解は，各臓腑器官の生理・心理活動を自然界で起こる現象と類比させて推測し築き上げたものです。例えば『素問』陰陽応象大論の「東方は風を生み，風は木を生み，木は酸を生み，酸は肝を生み，肝は筋を生み，筋は心を生み，肝は目を主とする……神は天では風となり，地では木，体では筋，臓では肝，色では蒼，音では角，声では呼，動きでは握，竅では目，味では酸，志では怒となる」のように，自然界の動態中に存在する変化を，五行を軸に人体に比類させて五臓を捉えています。時に類比は自然現象以外にも及び，「霊蘭秘典論」では「心は君主の官，神明が出づ。肺は相傳の官，治節が出づ。肝は将軍の官，謀慮が出づ。……」と述べられ，整体中の各部位がもつ役割の相互関係と，それらの協調によって正常な生理活動が行われる様子を，社会的組織に類比して説明しています。この記述は先人がいかに視野を広くもち比類していたかを表すと同時に，臓腑器官という物理的な要素のみならず，心理的要素や社会的要素を含めて「人」という整体を理解していたことを表しています。

## 中医理論の基底ともなった象思惟

この他にも象思惟は，中医学における多くの理論に応用されています。例えば病因では，自然界の風から「善行・数変」などの特徴を捉え，発生も消退も速く移動性の関節痛を随伴する蕁麻疹の原因を「風邪」に類比して考えます。また，この風邪の象から「風が勝れば動」「諸風の掉眩，皆肝に属す」といった病機を捉え，頭目眩暈や四肢の抽搐等の弁証に応用しています。脈象による診断は，手首を寸・関・尺の3部を上・中・下の三焦に類比したり，指先に感じる脈の動きを弦・鈎・浮・沈などの象に類比して病状を観察します。また治法でも，気虚によって水道の上源である肺の宣発が不利になり昇降失司に至って発生した小便不利を，蓋の空気孔まで塞がるほどいっぱいに水の入った急須に類比して，肺の宣発を促すことで急須の蓋上げて水の出をよくする「提壺掲蓋法」など，象思惟を応用した治療法がみられます。

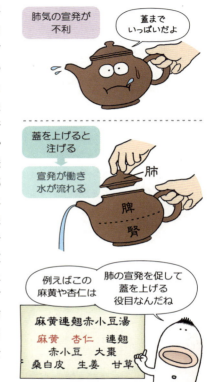

## 本質を見抜く取象類比

取象類比は，対象物を直接観察し，そこから得る人間の直感を手段とします。直感という抽象的で曖昧模糊とした側面を含むだけに，現代における科学的な評価方法と比べた場合は大変初歩的な手法であると認識されるかも知れません。しかし象思惟とは，「万物は同源である」という唯物論を背景にした精気学説と，「それらは相互に影響を与え合う要素から構成された整体である」という整体観が根底となった思惟です。そのためこの考えに基づいた人間の直感とは，自然界に多様に存在する事物に対し，表面に現れる象から整体としての全体像

や本質を把握することを可能にする，非常に高度な能力であるといえます。

　「治病必求於本」（治療には必ず病の根本を求める）の言葉のとおり，中医学は医療に関係するすべてに対し，その本質を捉え応用してきました。中医学において本質を捉える手段こそが取象類比であり，象思惟の理解なくしては，中医学の本質を捉えることはむずかしいのかも知れません。

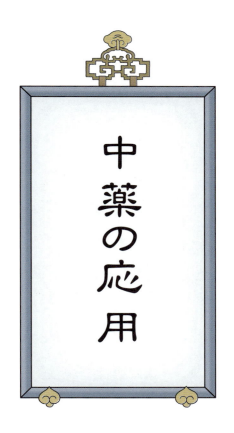

# 中薬の応用

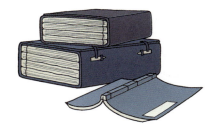

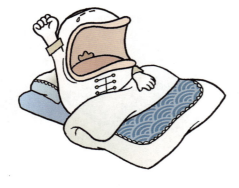

# 17 中薬はぜんぶ毒?

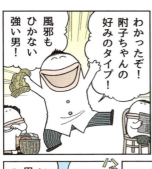
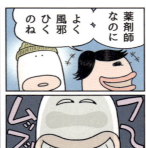
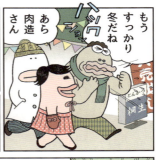
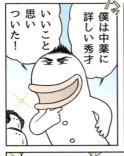
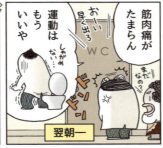
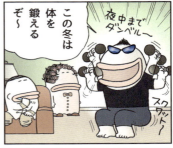
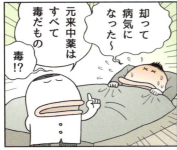
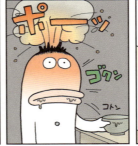
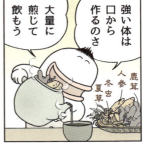

一般的に人体に害を与えるものを毒と称します。しかし中医学では古代より薬全般を毒と捉えてきました。これにはどのような意味があるのでしょうか？

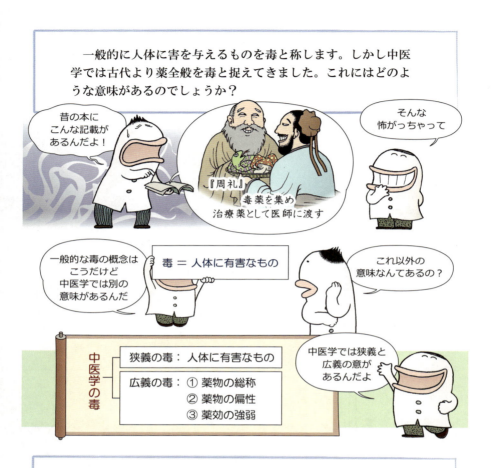

広義の毒の概念は，一般的に私たちが認識している毒とは異なります。まずは，その具体的な内容を学んでいきましょう。

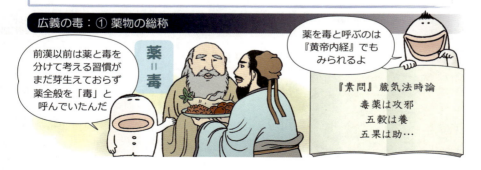

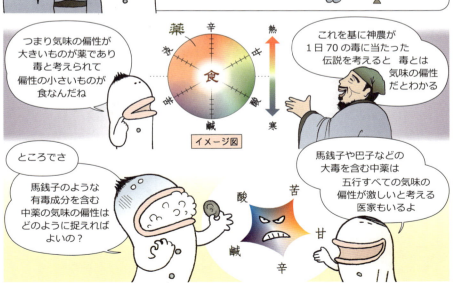

毒とは，前頁で紹介した「毒＝気味の偏性＝薬」という考えを前提に，その偏性の大小を表す指標でもあります。

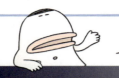

薬とは気味の偏性が比較的明瞭なものだったね

それを前提に中医学で毒とは気味の偏性の大小と薬効の強弱も意味するよ

### 広義の毒：③薬効の強弱

例えば薬効の強弱を基に考えたこんな記述がある

『黄帝内経』五常政大論
大毒を用いた治療は　邪が六分目去れば止める
常毒を用いた治療は　邪が七分目去れば止める
小毒を用いた治療は　邪が八分目去れば止める
無毒を用いた治療は　邪が九分目去れば止める
過度に用いて正気を傷つけてはならない
穀肉果菜の食で完治させる

『神農本草経』の識別はこれを基に考えられたんだね

上品
中品
下品

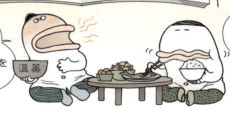

疾病を完全に治癒し体力を回復させるのは平素の飲食であって薬への過度な依存は正気を損傷しかねないんだね

温薬

現代にも通じる重要な用薬原則だね

中医学には，人体に有害なものが毒という狭義の解釈もあります。有害となる要因は，有毒物質の含有以外に複数存在します。

中薬は次の要素から人体に不利益になるんだ

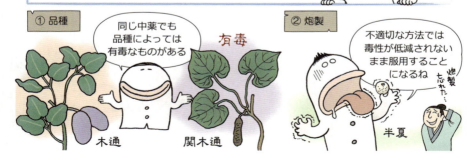

① 品種

同じ中薬でも品種によっては有毒なものがある

有毒

木通　　関木通

② 炮製

不適切な方法では毒性が低減されないまま服用することになるね

炮製忘れた…

半夏

中薬そのものに関する要因以外にも，治療者の判断に起因する要因もあります。

③ 剤型

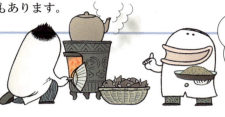

附子などの烏頭類は毒性が水解される湯剤と比べて散剤は毒性が強いんだ

④ 配伍による副作用
十八反と十九畏

南北朝時代に『神農本草経集注』で記されたものを土台に後世の医家が経験を基に薬味を付け加え現代では下記のとおりまとめられているよ

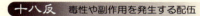

| 十八反 | 毒性や副作用を発生する配伍 |
|---|---|
| ・硫黄と朴硝 ・水銀と砒霜 ・狼毒と蜜陀 |
| ・巴豆と牽牛 ・丁香と鬱金 ・烏頭と犀角 |
| ・牙硝と三稜 ・官桂と石脂 ・人参と五霊脂 |

| 十九畏 | 副作用や薬効の低減を招く配伍 |
|---|---|
| 甘草と | 藜芦と | 烏頭と |
| 甘遂 大戟 芫花 海藻 | 人参 沙参 丹参 玄参 苦参 細辛 芍薬 | 半夏 栝楼 貝母 白芨 白蘞 |

現代の研究ではこれらの科学的根拠は未だ多くは明らかになっていないよね？本当に害があるの？

現代研究

十八反と十九畏は「化学成分」ではなく「薬性」を基に考えられているよ

先人が長年の経験から得た知識だ現代の化学で解明できないからといって軽視するのは軽慮なことかも知れないよ

⑤ 不適切な弁証

例：

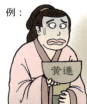

脾虚泄瀉の患者に黄連を多用
→ 溏瀉が増悪

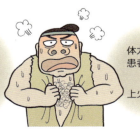

体力壮健な患者に人参
→ 上火が発生

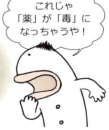

これじゃ「薬」が「毒」になっちゃうや！

中医学で毒性と薬効は背中合わせの関係であり，良薬となるか毒薬となるかは，治療者の裁量が大きな焦点です。

⑥ 体質　体格・年齢・性別・毒性に対する感度などの個人差

『黄帝内経』霊枢・論痛
色黒で胃が強く骨が太く
肥えたものは毒に勝る
痩せて胃が弱いものは毒に負ける

『類経』
陽臓のものは涼に偏るのがよく
陰臓のものは熱に偏るのがよい
毒に耐えるものに緩やかな薬は功がなく
毒に耐えないものに激しい薬は害になる
これは臓気の違いによるものである

一般的にはこうまとめられているよ

体質の違いも考慮しないと思わぬ副作用を招きかねないんだね

体格による毒への耐性
- 背が高く太り強壮：耐毒性が強い
- 背が低く痩せ虚弱：耐毒性が劣る

一部は薬材や製品供給者の問題だが多くは治療者の配慮で回避できる問題だね

正当に用いれば良薬　不当ならば毒薬

こんな言葉があるけれど毒（偏性）をいかに適切に用いて薬とするかは治療者次第なんだね

中薬は，使い方次第で人体に利益にもなり不利益にもなる。薬性の理解や炮製技術，三因制宜や道地薬材は，先人が残してくれた安全で有益な用薬のためのヒントなんだね。手元の薬が良薬となるか毒薬となるかは，僕たち次第なんだ。

食べものなら大丈夫と思ったのに　医食同源って言葉があるじゃない

にんにく

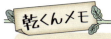

# 中薬はぜんぶ毒？

### 薬のはじまりは毒だった

　自然由来の薬材である中薬を，「体に優しい」というイメージで捉えてられている場合が多いのではないでしょうか？　しかし，中国において人びとが食物と薬との違いを認識しはじめた当初，薬は毒としてその存在を扱われていました。

　古代中国において毒とは，気味の偏性を指しました。気味の偏性の大小を軸にして，口に入れることができるものを分別すると，偏性が明瞭である「毒」（薬）と，偏性が不明瞭である「食」に大別することができます。人体に不調が起こる理由を，中医学では体内における陰陽の偏性や偏衰の結果だと考えました。そのため，疾病として認識できるまでに陰陽の偏性や偏衰が大きくなった症状に対して，食物よりも偏性が明瞭である「毒」（薬）を用いて治療を施す治療法が生まれました。

### 薬である限り副作用がある

　薬が毒であるという認識には，もう 1 つの意味があります。孫思邈の『備急千金要方』では「病の治療には，先に食療を行う。薬である限り幾分の副作用があることから，薬は食療が功を奏さなかった場合に用いる」と書かれ，食物よりも偏性が大きい薬は，無毒であるにせよその偏性から少なからずとも副作用をもたらす可能性を秘めたものと捉えられていることがわかります。孫思邈による長い文章の一文を用いて「是薬三分毒」と呼ばれるこの考えは，古代の臨床治療に広く浸透していました。例えば甘草は多くの方剤中に配伍されていますが，これはそれぞれの中薬が含む僅かな偏性によって起こりうる副作用を，「百

の毒を解く」とされる甘草の良好な解毒作用を利用して回避する目的があるからです。

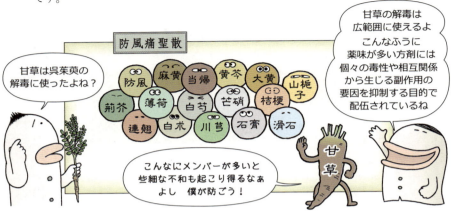

## 薬毒同源　食毒同源

　前述のとおり，薬を毒として認識した事実からは，自然物がもつ陰陽の偏性やそれによる体への作用を，先人がいかに慎重に捉えていたかが伺えます。

　では，偏性が小さいとされる食物はどうなのでしょうか？　食物は『素問』臓気法時論で「五穀は養，五果は助，五畜は益，五菜は充」とその効果が記され，それらをバランスよく食すことで精を養い気を益すことができると紹介されています。精気とはつまり元気です。脾気を益す，腎精を補うことは薬で叶っても，元気を補うことは食事でしか叶わないと先人が説いているのは，大変興味深い点です。『備急千金要方』では薬によるリスクに対照させながら，「生命の根本を安定させるには，食事から資源を得ることが必須である。何を食べるべきかを知らないものは，生命を保つに足らない」として，均衡の取れた食事による補益作用こそが生命の基本であり，病の根本を治療するものであることを訴えています。

　医食同源である中医学では，薬も食も毒に成り得る危険性を認識し，臨床や生活に活かしてきました。薬が毒となる要因は本文で紹介したとおりですが，食事もまた生ものや冷たいものの食べ過ぎ，過度な空腹や満腹状態などバランス

を欠くものは害を及ぼすとされています。食事の不摂生がもたらす害の兆候は，時として実に微細なものですが，綿々と蓄積して病へと導きます。古代より多くの医家が，疾病の根本的治療には邪を作り出している根源へのアプローチが不可避として，食事をはじめとする生活の見直しを必須としているのはこのためです。微細な害が蓄積して体に変調を及ぼすのは薬も同様です。このことから，直接的原因が不明瞭な罹患あるいは中薬の副作用は，微細な陰陽の偏性やその積み重ねであると考えることもできます。

　性味の偏性は毒であるという先人の教えをもとに，私たちが薬として扱っているものが真に治療であるのか，あるは日々口にしているものが生命を養う食事なのか，時折ふり返ってみることは一定の価値がある行為なのかも知れません。

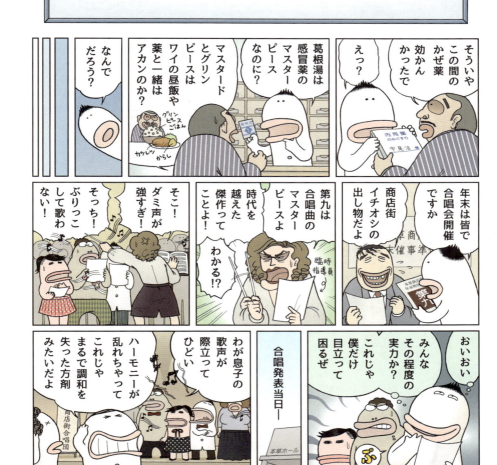

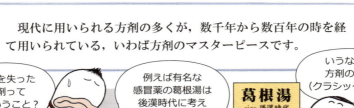

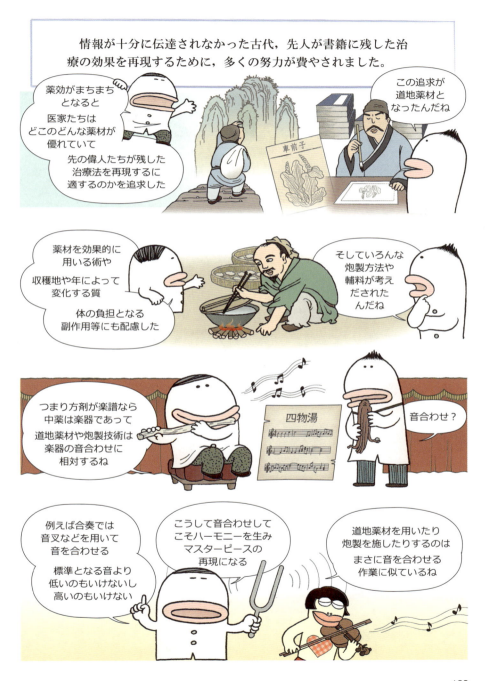

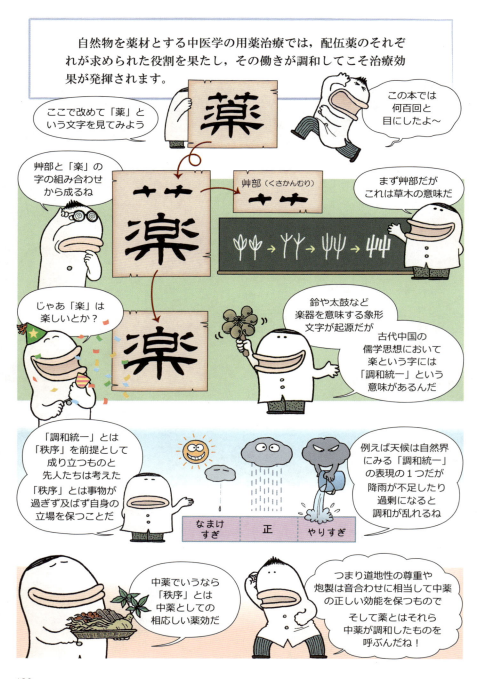

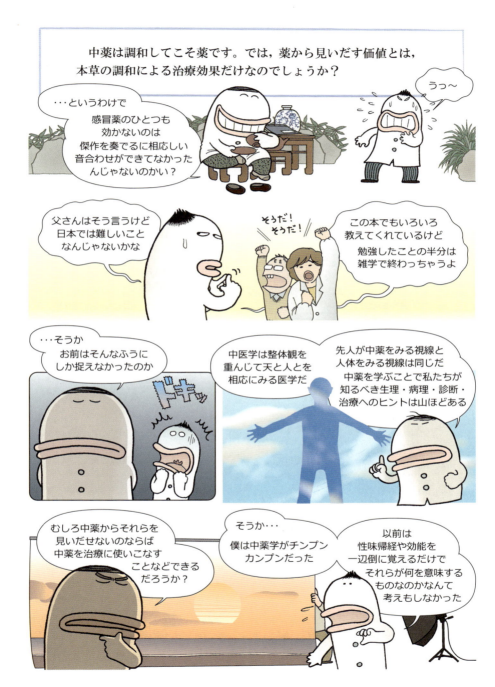

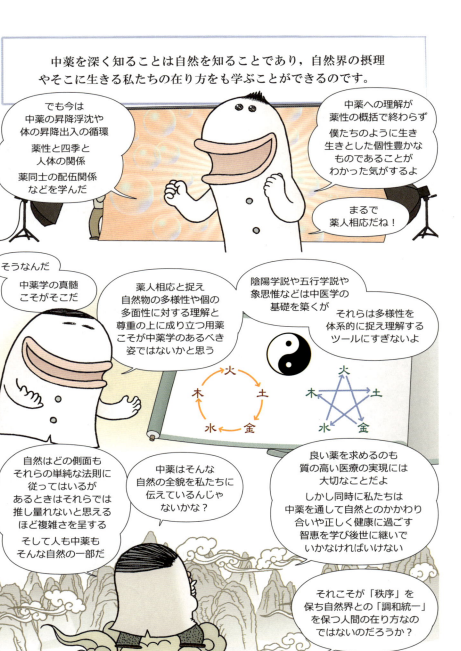

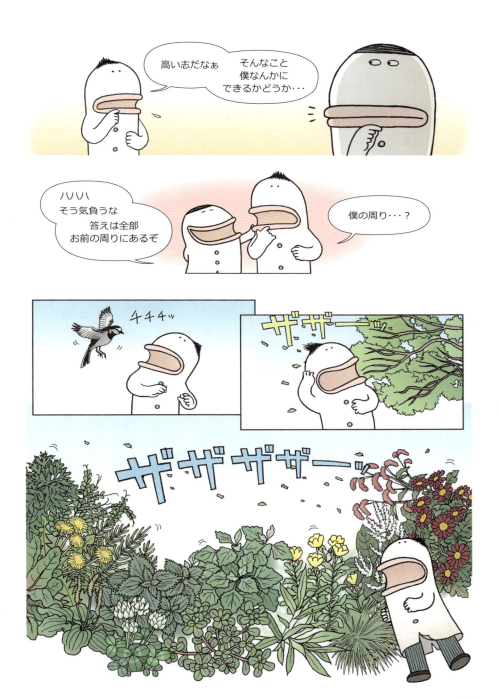

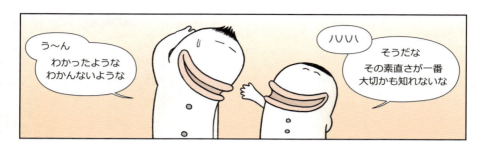
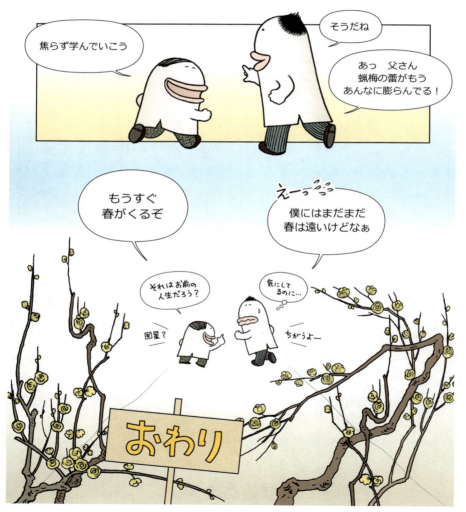

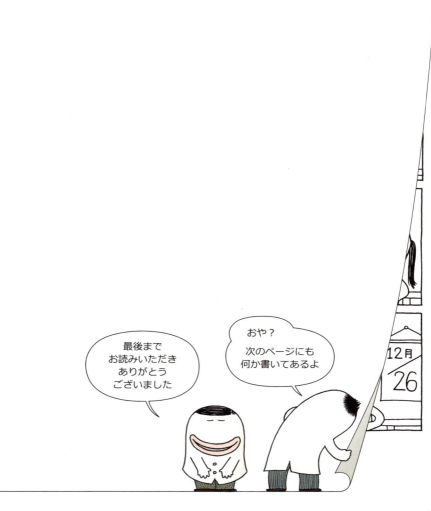

# あとがき

「中薬学なんて，とりあえず性味・帰経と主な作用を覚えればいいや。」

　北京中医薬大学日本校で中医学を学んでいた当時，私はこの程度にしか中薬学を捉えていませんでした。しかし現職である漢方製剤メーカーに入社し学術の仕事に就いたことをきっかけに，薬材の炮製や採集などに関心を抱き，勉強するにつれてその果てしなく深い魅力に惹き付けられるようになりました。

　しかしながら，中医学の勉強を始めたときから現在まで，最も興味を覚える分野は中医基礎理論でした。北京中医薬大学日本校での登校初日，手渡された中国語の教科書を開き，その内容の豊富さと奥深さに興奮したのを覚えています。それまでは，水を求めても朝露を器に集めることしかできなかったのが，広く深い大海に自身の身体を放り投げたような感動がありました。

　中国語を独学し，多くはないものの古典書籍の解説書をいろいろと読みました。在学中は北京中医薬大学の本校から『内経』の研究者である金光亮教授が日本校に赴任されており，幸運にも講義を直接聞くことができました。そしてこれらの古典書籍の学習は，中薬学を掘り下げて学ぶ大きな助けとなりました。

　一方，私は幼稚園の頃から絵を描くのが好きで，芸術家に憧れ高校時代は美術科に通いました。そのためか，中医学の教科書を読むと，いつもイメージが映像となって頭に浮かびました。絵を用いてイメージを伝えれば，学習者の利益になるのではないか，いかなるメソッドでも「理解」に到達すれば，なにかしらの「解決」や「発展」をもたらす糸口

になるのではないかといつしか考えるようになり，本作品のアイデアへとつながりました。

「どのように中医学を勉強すればいいのか？」勉強会を聞きに来られた方から聞かれることがありますが，これに対する現在の私の考えを，最終回に込めました。「最も有益なテキストは自然の中にある」というメッセージです。中医学の基礎となる陰陽五行学説などの哲学的論理はすべて，古代の先人が自然を観察して得たものです。継承し発展させていくためにはいかなる勉学を積んでも，最終的には目の前の自然から天人相応の普遍性をみることが真の理解を作り上げるものであり，そこではじめて人体の生理・病理，薬の作用などがわかると思えるからです。

私自身，未だ中医学を学んで間もない浅学者ではありますが，これから勉学を続けていく先で，自然や人体や薬がどのように現在と異なるものにみえてくるのか，とても楽しみな気持ちでいます。

2017 年 中秋　　　　石井 尊子

### おまけのマンガ

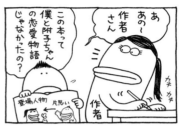

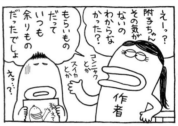

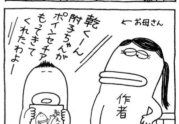

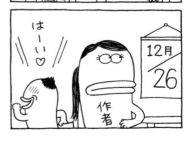

【著者略歴】
石井 尊子（いしい たかこ）
英国マリーレイド・スクール・オブ・ビューティー卒業。広告代理店，化粧品・アパレルメーカーの海外部勤務を経て，2012年より漢方製剤を扱う製薬会社の学術課に勤務。2008年北京中医薬大学日本校中医薬膳科修了。2011年北京中医薬大学日本校中医中薬専攻科卒業。同年国際中医師の資格を取得。

---

### 乾くんの教えて！中薬学

2017年10月25日　　　　第1版　第1刷発行

| | | |
|---|---|---|
| 著　者 | 石井　尊子 | |
| 発行者 | 井ノ上　匠 | |
| 発行所 | 東洋学術出版社 | |

〒272-0021　千葉県市川市八幡2-16-15-405
販売部：電話 047（321）4428　FAX 047（321）4429
　　　　e-mail　hanbai@chuui.co.jp
編集部：電話 047（335）6780　FAX 047（300）0565
　　　　e-mail　henshu@chuui.co.jp
ホームページ　http://www.chuui.co.jp/

カバー・表紙デザイン／山口　方舟　　イラスト／石井　尊子
印刷・製本／上野印刷所

◎定価はカバーに表示してあります　◎落丁，乱丁本はお取り替えいたします
2017 Printed in Japan©　　　　ISBN 978-4-904224-49-6 C3047

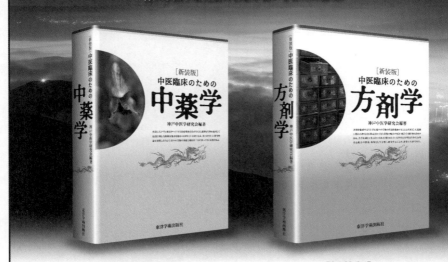

# 永久不変の輝きを放つ生薬と方剤の解説書。

入門者からベテランまで幅広い読者の支持を獲得してきた
神戸中医学研究会の名著が装いを新たに復刊。

## ［新装版］中医臨床のための 中薬学

A5判／696頁／並製／定価：本体7,800円＋税

漢方を処方して確実かつ十分な治療効果をあげるには，薬性理論を把握したうえで，個々の生薬の効能と適用に熟知しておくことが欠かせない。本書では薬物を主な効能にもとづいて分類し，各薬物にはさし絵を付し，［処方用名］［基原］［性味］［帰経］［効能と応用］［用量］［使用上の注意］を記し，関連する「方剤例」を示す。

## ［新装版］中医臨床のための 方剤学

A5判／664頁／並製／定価：本体7,200円＋税

方剤学の名著が大幅に増補改訂して復刊。総論では方剤の基本理論・原則および基礎知識を概説し，各論では具体例として典型・模範となる方剤の分析を行う。方剤は清代・汪昂の分類方法に倣って効能別に21章に分け，各章の冒頭で効能の概要・適用・使用薬物・注意と禁忌などを概説したうえで，個々の方剤について詳述する。

### ご注文は，メールまたはフリーダイヤルFAXで

E-mail:hanbai@chuui.co.jp／フリーダイヤルFAX.0120-727-060

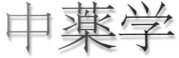東洋学術出版社　〒272-0021　千葉県市川市八幡 2-16-15-405 ／ TEL.047-321-4428
●http://www.chuui.co.jp/

中国伝統医学の最大の聖典──
二大古籍に和訓と現代語訳。

● わかりやすいポピュラーなテキスト ●東洋医学臨床家必読の書
● ［原文・注釈・和訓・現代語訳・解説・要点］の構成。
● A5判上製／函入／縦書。原文（大文字）と和訓は上下2段組。

今、蘇る──東洋医学の「知」の源泉。

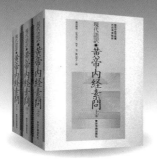

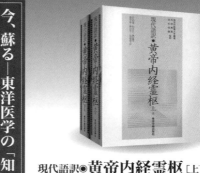

**現代語訳◉黄帝内経素問** ［全3巻］
監訳／石田秀実（九州国際大学教授）
［上巻］512頁／定価 **10,000円** ＋税
［中巻］458頁／定価 **9,500円** ＋税
［下巻］634頁／定価 **12,000円** ＋税
【全巻揃】定価 **31,500円** ＋税

**現代語訳◉黄帝内経霊枢** ［上下2巻］
監訳／石田秀実（九州国際大学教授）・
白杉悦雄（東北芸術工科大学助教授）
［上巻］568頁／定価 **11,000円** ＋税
［下巻］552頁／定価 **11,000円** ＋税
【上・下巻揃】定価 **22,000円** ＋税

# 中医基本用語辞典

中医学のハードルを越える。

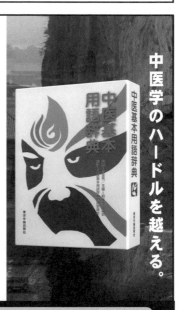

監修＝高金亮・主編＝劉桂平・孟静岩・翻訳＝中医基本用語辞典翻訳委員会

A5判／872頁／ビニールクロス装・函入り／定価…**本体8,000円**＋税

■ **中医学を学ぶ人なら、必ず手元に置きたい「基本用語辞典」**
東洋医学・中医学の初学者、および臨床家にぴったりの辞典。医師・薬剤師・鍼灸師・看護師・栄養士など幅広い医療従事者、ならびに医学生・薬学生・鍼灸学生や、薬膳・気功・太極拳・中医美容など、中医学を学ぶすべての必携参考書。

■ **中医学を臨床で実践する人も、この1冊があればとても便利。**
中医病名に、代表的な弁証分型を併記。病名の解説とあわせて弁証分型ごとの治法・方剤名・配穴など、治療の際の参考になる情報がすぐに得られる。

中医学を学ぶための雑誌『**中医臨床**』（季刊）ますます面白く、実用的な内容になっています。

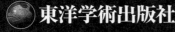 東洋学術出版社
販売部：〒272-0021 千葉県市川市八幡2-16-15-405 電話047-321-4428
フリーダイヤルFAX 0120-727-060　E-mail:hanbai@chuui.co.jp
ホームページ http://www.chuui.co.jp

中医学の魅力に触れ，実践する

# [季刊] 中医臨床

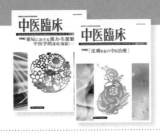

- ●定　　価　本体 1,571 円＋税（送料別 210 円）
- ●年間予約　本体 1,571 円＋税　4 冊（送料共）
- ●3 年予約　本体 1,429 円＋税　12 冊（送料共）

## ●──中国の中医に学ぶ

現代中医学を形づくった老中医の経験を土台にして，中医学はいまも進化をつづけています。本場中国の経験豊富な中医師の臨床や研究から，最新の中国中医事情に至るまで，編集部独自の視点で情報をピックアップして紹介します。翻訳文献・インタビュー・取材記事・解説記事・ニュース……など，多彩な内容です。

## ●──湯液とエキス製剤を両輪に

中医弁証の力を余すところなく発揮するには，湯液治療を身につけることが欠かせません。病因病機を審らかにして治法を導き，ポイントを押さえて処方を自由に構成します。一方エキス剤であっても限定付ながら，弁証能力を向上させることで臨機応変な運用が可能になります。各種入門講座や臨床報告の記事などから弁証論治を実践するコツを学べます。

## ●──古典の世界へ誘う

『内経』以来 2 千年にわたって連綿と続いてきた古典医学を高度に概括したものが現代中医学です。古典のなかには，再編成する過程でこぼれ落ちた智慧がたくさん残されています。しかし古典の世界は果てしなく広く，つかみどころがありません。そこで本誌では古典の世界へ誘う記事を随時企画しています。

## ●──薬と針灸の基礎理論は共通

中医学は薬も針も共通の生理観・病理観にもとづいている点が特徴です。針灸の記事だからといって医師や薬剤師の方にとって無関係なのではなく，逆に薬の記事のなかに鍼灸師に役立つ情報が詰まっています。好評の長期連載「弁証論治トレーニング」では，共通の症例を針と薬の双方からコメンテーターが易しく解説しています。

ご注文はフリーダイヤルFAXで
**0120-727-060**

**東洋学術出版社**

〒272-0021　千葉県市川市八幡 2-16-15-405
電話：(047) 321-4428
E-mail：hanbai@chuui.co.jp
URL：http://www.chuui.co.jp